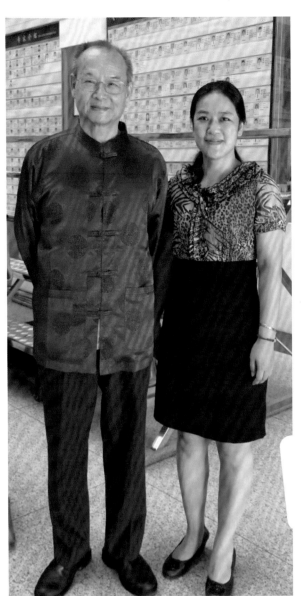

梁直英教授（左）与师承
弟子廖慧丽（右）合影

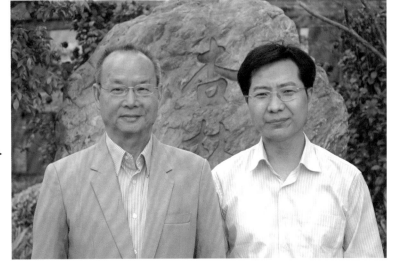

梁直英教授（左）与
学生张伟（右）合影

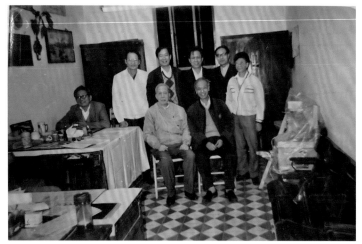

1990 年梁直英教授（后左二）与同事聆听罗元恺教授（前左一）教诲后合影 ▶

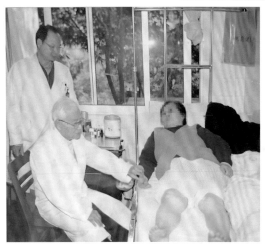

◀ 1998 年梁直英教授（后）跟师邓铁涛教授（前）学习临证经验

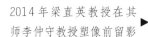

2014 年梁直英教授在其师李仲守教授塑像前留影 ▶

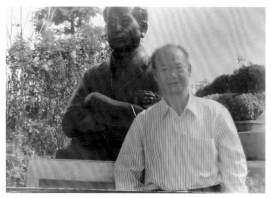

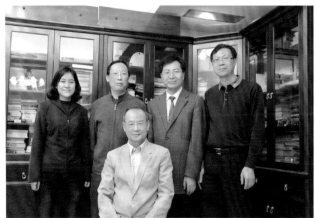

2014 年广州中医药大学第一附属医院呼吸科医师与梁直英教授（前）合影 ◀

梁直英

肺病临证治验传承录

廖慧丽　张　伟◎主编

北京科学技术出版社

图书在版编目（CIP）数据

梁直英肺病临证治验传承录／廖慧丽，张伟主编
. -- 北京：北京科学技术出版社，2024.12
ISBN 978-7-5714-2806-8

Ⅰ.①梁… Ⅱ.①廖… ②张… Ⅲ.①肺病（中医）–
中医临床–经验–中国–现代 Ⅳ.①R256.1

中国国家版本馆 CIP 数据核字（2023）第 008028 号

策划编辑：吴　丹
责任编辑：吴　丹　刘　雪
责任校对：贾　荣
责任印制：李　茗
出 版 人：曾庆宇
出版发行：北京科学技术出版社
社　　址：北京西直门南大街 16 号
邮政编码：100035
电　　话：0086 - 10 - 66135495（总编室）　0086 - 10 - 66113227（发行部）
网　　址：www.bkydw.cn
印　　刷：北京顶佳世纪印刷有限公司
开　　本：710 mm×1 000 mm　1/16
字　　数：132 千字
印　　张：10
彩　　插：2
版　　次：2024 年 12 月第 1 版
印　　次：2024 年 12 月第 1 次印刷
ISBN 978-7-5714-2806-8

定　　价：69.00 元

编 委 会

序　言

唐代孙思邈《备急千金要方》载："凡用药，皆随土地所宜。江南岭表，其地暑湿，其人肌肤薄脆，腠理开疏，用药轻省。关中河北，土地刚燥，其人皮肤坚硬，腠理闭塞，用药重复。"岭南地区的气候、地理环境和疾病分布具有特殊性，该地区药材资源相当丰富。明清时期江南瘟疫流行，促使了岭南地区温病学派的形成。岭南医学源于中原医学，又广泛撷取全国各地医学之精华，形成了独具特色的岭南中医药文化。

岭南地区指越城岭、大庾岭、骑田岭、都庞岭、萌渚岭五岭以南的地区，其地理和人文环境极富特色，岭南文化是我国地域文化中的重要分支。岭南中医药自有记载以来，已有一千多年的历史。自古至今，岭南地区可谓医家云集、名医辈出，如晋代葛洪、鲍姑，宋代刘昉，明代何克谏，清代何梦瑶、朱沛文、陈伯坛、黄省三等。岭南地区亦有许多道地药材，如巴戟天、广地龙、广陈皮、广藿香、春砂仁、化橘红、佛手、沉香等。

广东是岭南地区的核心地域。在这里，传统中医药深得人们信赖，其发展呈现出生机勃勃的局面。

梁直英教授原籍广东省东莞市，为第二批全国老中医药专家学术经验继承工作指导老师。他出生于中医世家，在祖辈、父辈的熏陶下，自幼背诵汤头歌诀、学习《伤寒杂病论》。梁直英教授毕业于中山医学院（现中山大学中山医学院），任临床医生 10 年。1978 年入读广州中医学院（现广州中医药大学），为该校首届研究生，师从名老中医李仲守先生。

梁直英教授毕业后留校任教，为硕士研究生导师，并担任广州中医药大学内科教研室副主任、广州中医药大学第一附属医院呼吸科主任。梁直英教授还曾任中华中医药学会肺系病分会副主任委员。他退休后受聘于香港中文大学中医学院，任客座教授，其间培养中医学硕士研究生2人。梁直英教授治学严谨，刻苦敬业，学识渊博，教书育人，桃李芬芳。他临证时坚持辨病与辨证相结合，强调治病求本，认为辨病重在把握疾病的基本规律，明确整体病机，辨证则重在把握疾病的发展规律，认识疾病的个体化特点。梁直英教授临证诊治善用中西医结合的方法，对于呼吸系统慢性疾病（如支气管扩张症等），提倡专病专方，强调治疗须持之以恒。梁直英教授遣方用药撷古采今，融会贯通，擅用经方结合时方治疗诸疾，所用方药"精、简、轻、便"，临床疗效卓著。

梁直英教授为人谦恭，医德高尚，不鄙低贫，有求必应，以渊博的医理知识、精湛的医术医治患者无数。梁直英教授的学术经验弥足珍贵，亟待保留以发扬光大，故乐为之序！

岭南名医

2023 年 7 月 31 日

前　言

　　"岭南"之称始见于晋代，包括今广东、广西、海南等地。由于五岭山脉横亘湘赣与粤桂之间，岭南地区形成了特殊的地域地理环境，不仅气候、风土、物类等自然条件与中原有异，而且人的体质、生活习惯、疾病特征亦不尽相同。岭南中医药是在岭南地区独特地理、气候条件和人群特有体质的影响下形成的特色医学，是祖国医学的重要组成部分，值得深入发掘和发展。

　　梁直英教授出生于中医世家，其父亲梁照林曾任广州市卫生工作者协会学术部负责人，善用仲景方济世，对中医经典著作研究极深。梁直英教授儿时从旁侍诊，耳濡目染，亦坚持研读历代中医经典著作。梁直英教授本科毕业于中山医学院（现中山大学中山医学院）医疗系，因热爱中医学，再读于广州中医学院（现广州中医药大学）首届中医研究生班，师承广东省名老中医李仲守先生（1909—1984）。

　　李仲守先生为广东顺德人，出生于中医世家，其父李子钧为清末民初时期的广州名医，以治疗温热病著称。李仲守先生着力研究《伤寒论》，对仲景之学造诣颇深。他对先贤的学术思想常有精辟独到的见解，有"中医活辞典"的美誉。他汇百家之长，创自家之说。李仲守先生十分重视阴精在人体生理病理变化中的作用和地位，认为在阴阳协调中，阴精乃阳气的物质基础；在脏腑活动中，阴精是盛衰的本质所在，提倡"治病求本，勿忘阴精"。

　　梁直英教授继承了李仲守先生之学术精髓，重视治病求本、顾护津液，并且用药平和，补而不滞，滋而不腻，清而不寒，消而不伐。梁直英教授从事中医临床、教学、科研工作40余载，治学严谨，不论是课堂教学还是临床教学，他都认真对待。梁直英教授退休后仍坚持回到医院呼吸科传道授业，孜孜不倦，桃李芬芳，他培养的弟子中不乏学科学术带头人。梁直英教授学贯中西，为人谦恭，医德高尚，医术精湛，救治患者无数，名扬四海，享誉中外。他丰富的学术经验亟待传承与发扬。

继承中医衣钵，吾辈应身体力行。后辈们把梁直英教授的临床经验、临床验案、辨治思路与要点，以及查房中的一些即兴之谈整理成册，并出版，以飨同道。此书稿，难免有不足之处，敬请指正，力求完善。

2023 年 7 月 31 日

目　　录

第一章
医家小传

一、梁直英教授简介

梁直英，教授，主任医师。1942 年出生于广东东莞，1967 年毕业于中山医学院（现中山大学中山医学院）医疗系，随后服从国家分配，在粤西山区基层医院从医 10 年。1978 年国家招收首届中医研究生，梁直英被广州中医学院（现广州中医药大学）录取，师从著名中医教育家李仲守先生，1981 年毕业后留在广州中医学院（现广州中医药大学）第一附属医院内科工作。1985 年梁直英获国家公派进修资格，赴加拿大麦克马斯特大学临床流行病学系进修学习 DME（临床科研设计、衡量、评价），获该校医学科学硕士学位。1981—2005 年，梁直英先后在广州中医药大学第一附属医院急诊科和呼吸科从事医教研工作，历任该医院呼吸科主任，并担任广州中医药大学内科教研室副主任，兼任中华中医药学会肺系病分会副主任委员。2005—2011 年，梁直英任香港中文大学中医学院客座教授。至今，梁直英已从事医教研工作 40 余年。梁直英对慢性阻塞性肺疾病、支气管哮喘、支气管扩张症等肺系疾病的治疗颇有心得，尤其对顽固性久咳、久喘的治疗经验良多。梁直英曾参与"支气管哮喘的临床及实验研究"等多项课题研究，发表学术论文 30 余篇，主编《老年医学大系：老年突发病急救学》，参编教材《中医急诊学》及《中医五脏病学》等。

二、梁直英教授的中医之路

（一）中医世家，少年立志

梁直英的祖父擅长治儿科病，对中药饮片及膏丹丸散之炮制亦有研究，求医者常慕名远道而来。六七岁时梁直英常陪在祖父身边，观祖父制作小蜜丸、大蜡丸及外用之膏药等。待梁直英长到 10 岁后，其父敦促少年梁直英背诵《长沙方歌括》《时方歌括》，并于每周日安排他在自己的诊所帮忙。当患者需用隔姜灸治疗时，少年梁直英就亲自在姜片上放上艾炷，给患者施灸。20 世纪 50 年代，鹤膝风患者较多，患者关节肿痛、行动不便，每到周日，少年梁直英会为四五名鹤膝风患者施灸，其间患者配合汤药治疗。一段时间后，梁直英发现患者基本能正常走路了。这些早年的经历，促使梁直英对中医产生了兴趣，并且爱上了中医。

（二）学贯中西，博采众长

1961 年，梁直英入读中山医学院（现中山大学中山医学院）医疗系学习西医，毕业后他到粤西山区基层医院工作。第一天上班时梁直英就给患者用了中药，院长问他："你不是西医院校毕业的吗，怎么懂中药？"梁直英表示自己出生于中医世家，耳濡目染，自幼喜爱中医，坚持研读中医著作。1978 年，梁直英被广州中医学院（现广州中医药大学）录取，在读研究生期间，中山医学院（现中山大学中山医学院）的老同学好奇地问："你这个学西医的人，怎么去了中医院校？"其实，梁直英是先学的中医，后学的西医。

从十来岁时起，梁直英便在父亲的诊所给患者施灸。当时，梁父在繁忙的诊务之外，还担任广州市卫生工作者协会学术部负责人、广州市西医学习中医班及广州市越秀区中医学徒班老师，主讲《伤寒杂病论》及《针灸学》，并有带徒任务。梁父所带的几位徒弟及中医同业常在晚间到家中拜访，向梁父请教医学上的"疑难杂症"问题，梁父常为他们一一辨难析疑。当时的少年梁直英便成了旁听生。1966—1967 年，中山医学院（现中山大学中山医学院）停课，梁直英跟随父亲临证，帮父亲抄方，持续了近一年。因此，梁直英是先学中医，后学西医，学贯中西。

梁父研读《伤寒杂病论》一书几十年，临床多用仲景方施治。20世纪50年代，梁父在自己讲稿的基础上编撰了《伤寒杂病论衍义》，当时广州市卫生局（现广州市卫生健康委员会）的领导极力推荐出版此书，《羊城晚报》亦刊登了此书将要出版的消息。然而由于种种原因，该书一直未能付梓。近年来，梁直英潜心钻研，将此书稿及父亲的另一书稿《经方征验录》整理出版。

在广州中医学院（现广州中医药大学）学习期间，梁直英十分幸运地被广东省名老中医李仲守先生纳入门下，成为李老的首位研究生。李老出生于中医世家，是著名中医教育家，民国时期他在广东中医药专门学校任教，曾任杂志《医林一谔》主编，为中医事业奔走、呐喊。李老学识渊博，博闻强记，临床博采诸家，经方时方并重，擅用《黄帝内经》学理辨证候。师从李老后，梁直英不仅拓展了思路，开阔了眼界，而且学到了李老博采众长的治学态度，使他能够从各流派中汲取学术营养，提升临床和学术水平。

在40余年的临床工作中，梁直英努力践行中西医结合。他所践行的中西医结合，不是简单的"中药加西药"，而是"先中后西，能中不西"。梁直英常将中医学理与西医学理融会贯通，并将其讲给学生听，虽只是只言片语，却常有深意和新意，令学生深受启发。

（三）医德高尚，治学严谨

梁直英入读中山医学院（现中山大学中山医学院）之前，梁父就告诉梁直英：从医是件"旧棉袄"，但求温饱，不求富贵。其导师李仲守先生为名师名医，桃李满天下，却终生坚持廉洁行医。父亲与导师的言传身教影响着梁直英，在从医过程中梁直英始终不忘"医德"二字。在工作中，梁直英常有意提醒科里的医生和学生，勿过度检查，勿过度治疗。

在粤西山区基层医院工作期间，梁直英经常用简、便、效、廉的中草药为人民群众治病。现在，他虽然离开粤西山区已40余年了，但村民若有看病需求，仍会想方设法联络梁直英，或径直到广州登门求医，这些都让梁直英备感欣慰。曾有一位母亲，经老乡推荐，带着一名患有哮喘及慢性鼻炎的7岁男孩，远道而来，求梁直英诊治。男孩两侧鼻黏膜严重肥厚，常用口呼吸，梁直英以大青龙汤加减进行治疗，2周后男孩可以较顺畅地经鼻呼吸。后来，这位母亲说，她自己在银行工作，孩子父亲在中学教书，平日不好请假，恳求梁直英周日安排一些时间出诊，以便继续治疗，梁直英爽快地答应了。就这样梁直英坚持为男孩治疗了半年多的时间，直到男孩基本康复。类似这样的事情有很多。梁直英牺牲自己的休息时间，耐心为患者解除疾苦，虽忙在其中，却也乐在其中。

梁直英勤读勤学，严于律己，勉励自己干到老、学到老，年逾古稀，还坚持博览群书，并且重拾先父的遗著和医案，学习的同时一一进行整理。

（四）医事不辍，诲人不倦

梁直英从医、从教40余年，起初他在急诊科及病房工作，之后才逐渐走上讲台授课，但他从未停止过临床工作。2005年之后，梁直英在香港中文大学中医学院任教，除授课外，他还坚持出门诊，以方便带教学生。

临床带教是日常工作，遇到疑难病例时，梁直英尽自己所能，与同事和学生深入分析，反复讨论，以期达到教学相长之目的，同事和学生也从中获益良多。梁直英每周组织一次小课或病例讨论，多年来从未间断。后来，梁直英离任赴香港工作，空余时间他就会回到广州中医药大学第一附属医院呼吸科，把近几年的工作体会及学术成果、临床经验与同事和学生分享。他培养了十多位研究生，现在这些弟子均已成为受患者信任的好医生。

　　梁直英传道授业，孜孜不倦，桃李芬芳。如今，他培养的弟子中不乏学科学术带头人。梁直英学贯中西，为人谦恭，医德高尚，医术精湛，救治患者无数，享誉中外。

第二章
中医临证治验集萃

第一节　六经辨治咳嗽

中医经典医籍《伤寒论》可以说是治疗外感病的总论,它所创立的六经辨证论治体系,是治疗外感病各种证候(包括咳嗽)的原则和具体方法。

对于外感咳嗽,我们目前既依据风、寒、暑、湿、燥、火六淫进行辨证,也依据《伤寒论》六经进行辨证。以下我们将通过学习《伤寒论》,并结合梁直英教授的临床经验做一些梳理,与同道共勉。

一、太阳病咳嗽

太阳表实证、表虚证、外寒里热证、外寒内饮证均可出现咳嗽症状,每种类型的咳嗽都有相应的治法。

《伤寒论》第35条曰:"太阳病,头痛发热,身疼腰痛,骨节疼痛,恶风,无汗而喘者,麻黄汤主之。"

分析 该证是在典型的风寒外感症状的基础上出现呼吸系统症状——喘。太阳病风寒闭肺,既可喘也可咳。清代曹颖甫《经方实验录》记有一则医案:"伤寒,初起头痛,发热,胸闷,咳多而喘……于是乃疏麻黄汤方三分之二量。半服而汗出,愈矣。"因此,太阳表实证咳嗽的辨证要点是恶寒、无汗、头身腰痛、脉浮紧。常用方药为麻黄汤或射干麻黄汤。

《伤寒论》第18条曰:"喘家,作桂枝汤,加厚朴、杏子佳。"第43条曰:"太阳病,下之微喘者,表未解故也,桂枝加厚朴杏子汤主之。"

分析 喘家，多被释作"素有喘病的人"，梁直英教授却认为应释作"喘家者，喘证的一家，即包括喘、咳、哮一类的呼吸系统疾病"。《伤寒论》第35条麻黄汤证中虽只言喘，未言咳，但实际上，麻黄汤在临床上治咳比治喘用得还多，由此举一反三，乃得上述梁直英教授的结论。又知张仲景行文免累赘，是以"喘家"一词作代表而已。因外感病伴有呼吸系统症状，或咳，或喘，或哮，或咳、喘、哮并发，故治疗时加厚朴、杏仁，较之于单纯用桂枝汤，效果更佳。张仲景此处以"桂枝汤证"代替了对临床症状的描述，是因为前文已有交代（发热恶寒，头项强痛，脉浮缓）。故桂枝汤证咳嗽的辨证要点是恶寒、汗出、脉浮缓。临床上，不管是咳是喘，梁直英教授用此方皆可获效。

《伤寒论》第63条曰："发汗后，不可更行桂枝汤。汗出而喘，无大热者，可与麻黄杏仁甘草石膏汤。"

分析 发汗后，患者病证已非表证，主证是喘，其实亦咳。临床应用主要针对表寒内热（肺热）者，俗称"寒包火"者，其辨证要点是咳嗽或兼喘，伴恶寒、发热、身痛等表证，兼痰黄、口渴、心烦等内热证。本证在咳嗽、咳痰好转后，治疗常合用竹叶石膏汤清热除烦，益气养阴，以巩固疗效。

《伤寒论》第40条曰："伤寒，表不解，心下有水气，干呕、发热而咳，或渴，或利，或噎，或小便不利、少腹满，或喘者，小青龙汤主之。"

分析 小青龙汤中有桂枝、麻黄、细辛，药性峻猛，治疗咳、喘、哮时，若用之得当，则效如桴鼓。本证的辨证要点是"伤寒，表不解，心下有水气"，即风寒表证兼见咳吐清稀泡沫样痰等痰饮内停的表现，伴有舌淡、苔白而滑、脉弦。临床上即使患者没有表证，但只要属于寒饮咳喘，就可以使用小青龙汤。《金匮要略·痰饮咳嗽病脉证并治第十二》云："咳逆倚息不得卧，小青龙汤主之。"若患者饮郁化热而烦躁，可加生石膏。小青龙汤药性峻猛，不可久服，临床应用当以小青龙汤救急，以苓桂术甘汤等剂善后。小青龙汤加减法中言及"若喘，去麻黄，加杏仁半升去皮尖"。麻黄本是方中发挥平喘作用最为重要的一味药，这里因喘而去麻黄，值得考究。临床上有的患者是心脏因素导致的喘，如西医学所说的心力衰竭，就常出现"喘"的症状，治疗时禁用麻黄，而用杏仁代之。

小青龙汤中细辛这一味药，争议亦多。清代曹颖甫在《经方实验录》中指出："其身热重，头痛恶寒甚者，当重用麻桂；其身微热，微恶寒者，当减轻麻桂，甚可以豆豉代麻黄，苏叶代桂枝；其痰饮水气甚者，当重用姜辛半味。"《神农本草经》谓细辛"主咳逆"，但细辛证必有水，如临证时可出现咳痰清稀多泡沫、舌苔水滑。如果患者有汗出、口渴、舌红、少苔、干咳无痰、咽痛、心胸烦热等症状，那么虽然是咳、哮、喘，细辛亦不可用。

二、阳明病咳嗽

《伤寒论》第 198 条曰："阳明病，但头眩，不恶寒，故能食而咳，其人咽必痛；若不咳者，咽不痛。"

分析　本条经文虽提及咳，但未出方，且阳明经病以全身壮热为主，阳明腑病以胃肠症状为主。因肺与大肠相表里，咳嗽常兼见腑气不通之阳明腑病，故多兼治之，但梁直英教授认为自己诊治阳明病咳嗽的经验不足，故此处不予讨论。

三、少阳病咳嗽

《伤寒论》第96条曰："伤寒五六日中风，往来寒热，胸胁苦满，默默不欲饮食，心烦喜呕，或胸中烦而不呕，或渴……或咳者，小柴胡汤主之。"

分析 一般临床上患者起病即呈现小柴胡汤证者甚少，"五六日"至"七八日"这个时间段是辨证要点之一。"往来寒热，胸胁苦满，默默不欲饮食，心烦喜呕，或胸中烦而不呕"，这四症是辨证的基础和前提，可同存，也可仅有二三症，必须结合患病时间及其他症状，并排除其他五经病，才可判断证候，切勿仅凭一个孤立的症状就判为小柴胡汤证。

宋代许叔微在《伤寒百证歌》中指出："小柴治咳值千金。"清代陈修园《医学实在易》云："胸中支饮咳源头，方外奇方莫漫求，更有小柴加减法，通调津液效尤优。"

外感后咳嗽顽固难愈，此时外感表证已不明显，有些患者寒热特征亦不明显，仅以咳嗽为主要症状，痰少质黏或干咳无痰，伴有咽干、口苦等少阳证，同时正气有所亏虚，故常见舌偏淡或仅舌边尖稍红，此时用小柴胡汤治疗是最佳的选择。

此外，有明显时间性的咳嗽，即每天固定在某个时段剧咳，称为"咳嗽往来"，从时间的节点上仿如"寒热往来"，小柴胡汤用之亦有效。

气逆咳嗽，非因痰而咳，非咽痒而咳，而是自觉气流上冲而咳，梁直英教授认为此证多为肝气上逆犯肺，常用小柴胡加龙骨牡蛎汤治疗。方中柴胡疏肝郁；半夏性沉降，气机升降得以平顺；龙骨、牡蛎重镇，加强降逆气的作用。

梁直英教授在门诊无日不用小柴胡汤治咳，例数之多难以计数。

曾有 1 例女性患者，咳嗽半月不愈，阵发性呛咳，咳时遗尿，经用抗生素及化痰、平喘类西药治疗后无明显效果，梁直英教授予以小柴胡汤合止嗽散，原方不加减，服用 2 剂后患者咳减大半。梁直英教授善用小柴胡汤加减治咳，他认为小柴胡汤是治咳良方。

小柴胡汤加减法为："若咳者，去人参、大枣、生姜，加五味子半升、干姜二两。"但是梁直英教授在临证中，大多保留人参、大枣、生姜，加五味子、干姜。此外，需要注意的是，咳痰多、舌苔厚腻者，不宜用小柴胡汤。

四、太阴病咳嗽

太阴病乃外感中胃肠虚性、寒性证候，且无咳嗽相关条文，梁直英教授谦觉无学验可谈，故此处不予讨论。

五、少阴病咳嗽

《伤寒论》第 318 条曰："少阴病，四逆，其人或咳，或悸，或小便不利，或腹中痛，或泄利下重者，四逆散主之。"

分析 四逆散由柴胡、甘草、枳实、芍药组成，有疏肝、柔肝、理气之作用，临床用治肝气上逆诸症，包括咳、心悸、胁腹痛等。研究《伤寒论》的学者多不把本方证视作少阴病，梁直英教授亦只在治疗肝气上逆引发的内伤咳嗽时使用四逆散，用四逆散治外感咳嗽方面则无学验可谈。

（一）真武汤治疗少阴寒化证之咳嗽

《伤寒论》第 316 条曰："少阴病，二三日不已，至四五日，腹痛、小便不利、四肢沉重疼痛、自下利者，此为有水气，其人或咳……真武汤主之……若咳者，加五味子半升、细辛一两、干姜一两。"

分析 真武汤证常见于素有心肾疾病者，本自内有"水气"，遇外感病诱使原有心肾疾病加重，故小便不利、四肢沉重疼痛（或水肿），严重者多并发水饮犯肺之咳喘。真武汤温阳祛寒，强心利水，"水气"去而病愈。临床中，常遇到住院的重症患者有真武汤证，用之得当，疗效显著。另外，应用时须特别注意附子的毒副作用，可从小剂量开始使用，并且附子一定要先煎1小时，以免引起中毒。

（二）猪苓汤治疗少阴热化证之咳嗽

《伤寒论》第319条曰："少阴病，下利六七日，咳而呕、渴，心烦不得眠者，猪苓汤主之。"

分析 广东省名老中医何炎燊所著的《竹头木屑集》提到过一则病案：一位老年患者外感久咳喘，病重但多方治疗不愈，何老秉烛夜读《伤寒论》，读至第319条时茅塞顿开，翌日处以猪苓汤治之，病者得愈。又，清代唐容川在《血证论·咯血》中指出："仲景猪苓汤，化膀胱之水而兼滋其血，最为合法，再加丹皮、蒲黄，以清血分，凡痰之原、血之本，此方兼到。"故猪苓汤既治咯血，亦治咳嗽。

六、厥阴病咳嗽

《伤寒论》中关于厥阴病的条文主要讨论厥、热、呕、哕，并无咳嗽内容，历代伤寒学家对此争议颇大，梁直英教授亦无多谈，故不予讨论。

综上，梁直英教授在辨治咳嗽时，结合六经辨证和六淫辨证，强调早期重解表，勿犯失表之过，邪从表解，肺气清肃，虽不专治咳，咳亦停止。若外感咳嗽表证未除，勿轻投止涩镇咳之品如五味子等，此品有"闭门留寇"之嫌，使邪无出路，用之当慎。梁直英教授指出，六淫辨证侧重分辨病因，六经辨证侧重分辨病位层次，必须将二者结合，互相补充，才能全方位地认识、治疗咳嗽。

第二节　苏子降气汤治疗喘证的临床应用

喘证是指肺失宣降、肺气上逆或肺肾出纳失常导致的，以呼吸困难，甚至张口抬肩、鼻翼扇动、不能平卧等为主要临床表现的一种常见病证。中医学认为肺为气之主，肾为气之根，喘证以肺、肾为主要病变脏腑。肺的宣肃功能正常，则吐浊吸清，呼吸调匀。肾主摄纳，有助于肺气肃降。肺与肾为金水之脏，互为母子，病久则母病及子，肺损及肾。痰涎上壅于肺，肺气不得宣畅，可见胸膈满闷、喘咳痰多之症。肺损及肾，肾不纳气，则呼多吸少、喘逆短气；肾阳虚衰，水不化气，则痰饮上泛而喘咳气逆，或外溢皮肤为肢体水肿等。此为肺实肾虚之上实下虚证，多为久病年老体弱、咳喘反复发作所致，其特点为喘促日久，动则喘甚，呼多吸少，气不得续。

梁直英教授临证善用苏子降气汤治疗喘证，效果显著。苏子降气汤是《太平惠民和剂局方》中的方剂，是治疗上实下虚之喘咳证的代表方，其主要功效为降气平喘、温化寒痰。《医方集解》记载："苏子、前胡、厚朴、橘红、半夏皆能降逆上之气，兼能祛痰，气行则痰行也；数药亦能发表，既以疏内壅，兼以散外寒也（风痰壅盛，多挟外感）；当归润以和血；甘草甘以缓中；下虚上盛，故又用肉桂引火归原也。"

一、苏子降气汤治疗慢性喘息性支气管炎

慢性喘息性支气管炎为常见病、多发病，人群患病率为4%，多发于中老年人，是发生于气管、支气管黏膜及其周围组织的慢性非特

异性炎症。本病临床上以长期咳嗽、咳痰或伴有喘息及反复发作为主要特征。患者通常表现为慢性咳嗽、咳痰，伴有喘息，每年发作且每次发作持续 3 个月，连续 2 年或以上，并能排除其他心、肺疾病。部分患者可发展为慢性阻塞性肺气肿、慢性肺源性心脏病。

慢性喘息性支气管炎发作期的临床表现，中医辨证多属"喘证""咳嗽""痰饮""肺胀"等范畴。其发病机制主要与肺、肾两脏相关。肺为气之主，司呼吸，肾为气之根，与肺同司气体之出纳，久病肺弱，咳伤肺气，迁延不愈，病及肾，使根本不固，肾失摄纳，又痰浊内蕴，而复感外邪，则发为本病。故本病临床多属肺肾亏虚、风寒外袭、痰浊壅肺之上盛下虚证，治宜化痰降逆、温肾纳气。

验案举隅

刘某，男，71 岁。咳嗽、气喘、咳痰反复发作 3 年，曾多次住院，被诊断为慢性喘息性支气管炎。1 周前受凉后，咳嗽加剧，咳白黏痰，痰量多、质稠，气喘，活动后加重，伴腰酸乏力，无恶寒发热，无咯血等。某医院予以注射用头孢哌酮钠（先锋必）、二羟丙茶碱（喘定注射液）等药物进行治疗，症状改善不明显。就诊时症见呼吸喘促、纳差、下肢欠温，二便尚调，舌淡暗，苔白，脉沉细。查体示神志清、精神可、面唇轻度发绀、桶状胸、双下肢无凹陷性水肿。听诊示两肺呼吸音粗，可闻及干湿啰音。胸片示两肺纹理粗乱、透亮度增高，两下肺可见散在模糊片状阴影。

西医诊断：慢性喘息性支气管炎。

中医诊断：喘证。

辨证：痰浊阻肺，肺肾两虚。

治法：化痰降逆，温肾纳气。

方药：苏子降气汤加减。

紫苏子 10 g	前　胡 10 g	陈　皮 10 g	当　归 10 g
半　夏 10 g	菟丝子 10 g (包煎)	肉　桂 3 g	厚　朴 10 g

甘　草 6 g　　　茯　苓 15 g　　　　沉　香 3 g (后下)　桔　梗 10 g

5 剂，水煎服，日 1 剂，早晚分服。

复诊：患者气促、咳嗽减轻，精神好转。效不更方，再予 5 剂。服药后症状消失。胸片示两肺纹理粗乱、阴影消失。听诊示两肺呼吸音粗，未闻及干湿啰音。嘱其增加营养，避风寒，并加强肺功能锻炼。

按　方中紫苏子降气祛痰，止咳平喘，为君药；前胡、半夏、厚朴、陈皮祛痰，止咳平喘，共为臣药。君臣相配，治上实之有余。茯苓健脾祛湿，当归养血补肝，沉香温中降逆，同菟丝子、肉桂配伍，既能温补下元，又能纳气平喘，治咳逆上气。桔梗载药上行，甘草调和诸药，共为使药。诸药合用，上下兼顾而以治上为主，使气降痰消，喘咳自平。

二、苏子降气汤治疗慢性阻塞性肺疾病

慢性阻塞性肺疾病（以下简称慢阻肺）是以气流限制不完全可逆为特征的呼吸系统疾病，可由慢性支气管炎、哮喘、支气管扩张症、肺尘埃沉着病等发展而来。本病症见咳嗽、咳痰、气喘，属于中医"咳嗽""喘证""肺胀""痰饮"等范畴。

肺为气之主，肾为气之根，正常呼吸功能的维持需肺、肾功能主导及各脏腑协调。本病的根本是肺肾气虚，且以肾气虚为主。肺气虚，卫外功能不足，则易受风寒外侵，诱发或加重病情。外邪、痰饮、血瘀共同构成壅阻肺气之实邪，并与肺肾气虚形成了寒热错杂、虚实共存的证候。苏子降气汤具有降气疏壅、引火归原、祛痰止咳、解痉平喘的作用，有行有补，有润有燥，治上不遗下，标本兼顾，豁痰降气，利胸快膈，纳气归原。

验案举隅

徐某，男，62岁。患者10余年前无明显诱因出现咳嗽、咳少量白黏痰，无咯血，秋、冬季节加重，持续数月不等。近2年在上述症状基础上出现气喘、胸闷、心慌时作、情志不畅，外院确诊为慢阻肺、慢性肺源性心脏病，予以抗感染、止咳、化痰、平喘治疗，病情稍可控制。1周前患者无明显诱因出现咳喘加重，可平卧，无胸闷、心慌，无恶心、呕吐，无恶寒发热，无头晕、头痛，无腹部疼痛，上腹部怕冷，嗳气、反酸时作，纳食不香，二便正常，夜寐尚可。心电图示窦性心律，V_5、V_6 R/S < 1。听诊示双肺呼吸音低，两肺可闻及明显干湿啰音。舌体胖大有齿印，舌尖红，苔白腻，脉沉细。

西医诊断：慢阻肺急性加重期。

中医诊断：喘证。

辨证：痰浊阻肺，肺肾两虚。

治法：化痰降逆，温肾纳气。

方药：苏子降气汤加减。

炒紫苏子10 g	桔　梗10 g	姜半夏10 g	当　归10 g
白芥子10 g	干　姜10 g	柴　胡10 g	大　枣15 g
葶苈子10 g	细　辛3 g	厚　朴10 g	五味子6 g
陈　　皮5 g	炙黄芪15 g	茯　苓15 g	甘　草5 g

7剂，水煎服，日1剂，早晚分服。

复诊：患者咳嗽、气喘较前明显减轻，咳少量白痰，无嗳气、反酸，纳食尚可，小便频数，大便正常，夜寐尚可。患者病情多有好转，嘱定期门诊随访。

按　本案患者为中老年男性，平素体弱，脾虚，运化功能失常，痰浊内生，壅滞于肺，肺失宣降，发为咳嗽、气喘。舌体胖大有齿印，舌尖红，苔白腻，脉沉细，皆为肺肾两虚、痰饮内停之征象。患者嗳气、反酸，心情不畅，纳食不香，皆外感寒湿，脾肺受困，土虚木壅，肝气不舒，胃气上逆之象，即中医所谓的"心下痞"，故用调理肝脾法治疗。以炒紫苏子、白芥子、当归、厚朴化痰、降浊、止咳，葶苈子、大枣泻肺定喘，柴胡疏肝引经，炙黄芪、干姜、细辛、五味子散寒化饮，温胃止逆，姜半夏、陈皮、茯苓、甘草健脾化痰，桔梗载药上行。诸药合用，使机体内外调达，疾病好转。

三、苏子降气汤治疗慢性肺源性心脏病

慢性肺源性心脏病（以下简称慢性肺心病）是胸廓、肺动脉血管或肺组织发生慢性病变，引起肺组织功能与结构异常，肺动脉压力增高，肺血管阻力增加，进而导致的右心室肥大、扩张的心脏病。本病病情进展较为缓慢，除原有的胸、肺等疾病的体征与症状外，随病情发展，患者会逐渐出现心、肺功能不全的现象，若不及时给予有效治疗，常并发呼吸衰竭及心力衰竭等，严重影响患者生命健康及生活质量。咳嗽、喘息、气胀、咳痰、心悸、发绀、下肢水肿为慢性肺心病心力衰竭的主要临床表现。

本病属于中医"肺胀""喘证""痰饮"等范畴。痰瘀互结是慢性肺心病的主要发病机制。本病病位在肺，脾、肾受其影响，后累及于心，并发心力衰竭。治疗本病应以治痰为先，化痰、止咳、平喘，以达肺腑通调之效。有研究指出，苏子降气汤可有效降气祛痰、利水强心、止咳平喘，对慢性肺心病心力衰竭的治疗具有显著作用。

验案举隅

江某，男，68岁。有慢性支气管炎病史，有吸烟史。确诊慢性肺心病10年。多次因慢性肺心病住院治疗。出院后病情常反复。近日因感冒诱发出现心力衰竭、发热、气喘胸闷、咳嗽、咳白色黏痰、双下肢浮肿，患者不愿住院，仅在门诊接受诊疗。查体示体温38 ℃，

心率 95 次/分，呼吸 26 次/分，血压 150/80 mmHg，精神差，口唇发绀。心电图示 ST 段压低 1.5 mV。X 线示肺气肿，心脏扩大，心胸比 60%。舌红，苔黄腻，脉浮数。

西医诊断：慢性肺心病（失代偿期）。

中医诊断：肺胀。

辨证：肺肾两虚，痰瘀互结。

治法：祛痰化瘀平喘，降气利水。

方药：苏子降气汤加减。

紫苏子 30 g	半 夏 10 g	当 归 10 g	甘 草 6 g
前 胡 10 g	厚 朴 10 g	葶苈子 10 g	车前子 10 g（包煎）
毛冬青 15 g	生石膏 10 g（先煎）		

3 剂，水煎服，日 1 剂，早晚分服。

二诊：患者热退，咳嗽、咳痰减少，下肢水肿已消大半，活动后不再有明显气喘，心功能改善，舌红，苔微黄、不腻，脉滑数，诉仍稍气短、胸闷。原方去车前子、生石膏，加川贝母 10 g、桑白皮 10 g 以化痰，嘱再服 4 剂。

三诊：患者症状基本消失，呼吸顺畅，下肢水肿全消，可自由活动。

随访 1 个月，未再复发。

按　本病病机是痰瘀互结，尤以痰为中心。痰是发病之关键，本病病位在肺，影响脾、肾，后累及心。治疗本病应以治痰为先，痰化风息则咳喘自停，肺复通调之功则水道自通，水肿可消。宿痰已化，虽有外风，病亦不易复发。故治以降气化痰之苏子降气汤加味。方中用苏子以降气化痰，止咳平喘；半夏、厚朴、前胡、川贝母祛痰利气；当归、毛冬青活血通脉；生石膏、桑白皮清肺化痰；葶苈子、车前子泻肺利水。全方合用有祛痰平喘、降气利水之功，对治疗慢性肺心病心力衰竭有显著效果。

四、苏子降气汤治疗肺炎

肺炎是常见的肺系疾病之一，以发热、咳嗽、痰壅、气急、鼻扇为主要症状，重者涕泪俱闭、面色苍白发绀。本病相当于中医的肺炎喘嗽。"肺炎喘嗽"之名首见于《麻科活人全书》，该书记载麻疹出现"喘而无涕，兼之鼻扇"症状时，称为"肺炎喘嗽"。本病全年皆有，冬、春两季为多，好发于婴幼儿，一般发病较急，若能早期及时治疗，则预后良好。

平素体健，感受六淫而致肺炎喘嗽者，依《伤寒杂病论》和温病学说的原则进行辨证施治。若患者年老体弱，长期卧床，尤其是原有慢性肺部疾病或有肺、脾、肾之虚损，应遵循扶正与祛邪兼顾、标本同治之原则。肺气不足，卫外不固，稍有外邪入侵即引起肺炎。风寒束肺，肺失宣肃，故咳嗽、咳痰；脾气虚不能运化水湿，湿聚可生痰；肾气不足，纳气失司，故气喘、气促。故治疗采用益气温肾、祛痰止咳、降气平喘之法。

验案举隅

王某，男，63 岁。患者于入院前 1 周在门诊诊断为支气管肺炎，经服药治疗 7 天，效果不佳，遂收住入院，现咳嗽、气喘、痰多，咳嗽呈阵发性、痉挛性，活动后及夜间加重，无发热，精神差，二便正常。舌淡红，苔白腻，脉沉细。

西医诊断：支气管肺炎。

中医诊断：肺炎喘嗽。

辨证：脾肺肾虚，痰涎壅肺。

治法：益气温肾，祛痰止咳，降气平喘。

方药：苏子降气汤加减。

党　参 10 g　　白　术 10 g　　紫苏子 10 g　　厚　朴 6 g

半　夏 10 g　　川当归 6 g　　前　胡 6 g　　紫苏叶 10 g

生　姜 6 g　　大　枣 10 g　　肉　桂 3 g　　桔　梗 10 g

炙甘草 6 g

4 剂，水煎服，日 1 剂，早晚分服。

服后病情明显好转，咳嗽、气喘减轻。继用 3 剂后，诸症皆除，痊愈出院。出院后以四君子汤加味善后。

按　肺炎喘嗽发病后多出现本虚标实的虚实夹杂证，实指痰饮壅盛，虚指肺、脾、肾虚，故治疗上宜标本兼治，以健脾益气、祛痰止咳、降气平喘为主。方中党参、白术补肺、脾之气；半夏、紫苏子降气行痰，使气降而痰不逆；桔梗、前胡宣肃降气，配合厚朴、生姜、大枣、炙甘草健脾消胀，降气化痰，以加强排痰作用；紫苏叶宣肺散寒，祛风化痰，配合紫苏子一宣一降，宣肃肺气；当归为血中气药，和血降气，降逆止咳；肺、脾、肾阳气不足，水湿不化，聚而为痰、为饮，故加入少量肉桂，温肾以助气化，使气机利而痰饮自消。

第三节　哮病的中医临证治验

一、中医治疗哮病的优势

（一）中医治疗哮病的社会需求

哮病，又称哮喘，西医中的支气管哮喘属于中医"哮病"的范畴。近年来西医在防治支气管哮喘方面取得了很大进步，特别是吸入激素配合口服小剂量茶碱治疗方案的推广，使不少患者的病情得到了长期控制。但是，吸入激素治疗对少数患者无效，且有效的患者中有相当大比例的患者不能停药，故不少患者选择求治于中医，尤其是激素抵抗型患者、激素依赖型患者及已经发生气道重构的患者。因此，中医治疗哮病是有社会需求的。中医从整体观念出发，调理气血阴阳，祛除痰和瘀，有可能消除气道慢性炎症，从根本上治疗哮病。

（二）中医参与治疗的时机

无论在哮病急性发作期还是缓解期，中医参与治疗都是有效的。中医可以单独治疗哮病，也可以配合西医治疗哮病。在急性发作期，如果患者近期内反复发作，或发作程度剧烈，危及生命，或患者较为痛苦，一般选择中西医结合治疗。这也符合中医一贯主张的"急则治其标，缓则治其本"的指导思想。在缓解期，中医固本祛邪，可以减少急性发作，稳定病情。

二、发病机制

外邪侵袭、饮食不当、情志失调、病后或平素体虚均可引起宿痰伏肺。当宿痰再次遭遇风寒、风热、饮食不当、情志失调、疾病等的触发时，则可导致寒哮、热哮、痰哮、风哮。寒痰易伤脾肾之阳，痰热易耗肺肾之阴，哮喘反复发作，造成肺、脾、肾三脏的亏虚。（见图1）

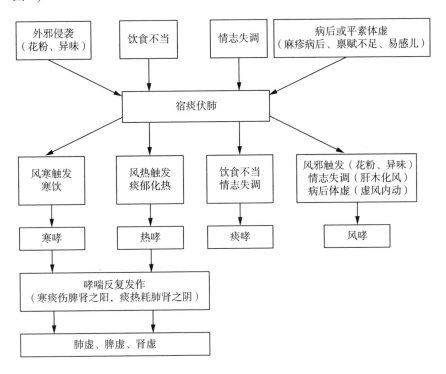

图1 哮病的病因病机

三、治哮八法

哮病的临床表现为发作性喉间哮鸣有声、气喘、呼吸困难，夜间与凌晨多发，常遇诱因而发。梁直英教授根据哮病的中医病机提出了治哮八法。

（一）温化寒饮法

《丹溪心法》云："哮喘必用薄滋味，专主于痰。"痰饮为阴邪，多因于寒，故温化寒饮成为常用之治法。该法适用于肺有伏饮、风寒犯肺之寒哮，其常用方剂有小青龙汤、射干麻黄汤、三拗汤等。清代吴澄《不居集》说："肺如华盖，其位高，其气清，其体浮，形寒饮冷先伤之，至于邪火克金则伤之重也。"肺主治节，肺气受伤，治节失司，宣降无力，则水道不能通调，故体内代谢的水液不能及时外达成汗或下达膀胱成尿，停聚于体内，成为痰饮。痰饮内伏于肺，乃哮之宿根。外邪侵袭、饮食劳倦等因素，导致痰随气升，气因痰阻，痰与气相互搏结而致气喘痰鸣。

《金匮要略》提出："病痰饮者，当以温药和之。"痰饮性寒，故哮病之治首用温法。射干麻黄汤与小青龙汤是通过温化寒饮治哮病的两个代表方。《金匮要略》说："咳而上气，喉中水鸡声，射干麻黄汤主之。"小青龙汤治疗"伤寒表不解，心下有水气"之证，即外寒内饮证，此证的辨证要点是咳吐清稀泡沫样痰、苔白而滑、脉弦。即使没有表证，只要属于寒饮所致哮喘，就可使用小青龙汤治疗。小青龙汤方中麻黄、桂枝、干姜、芍药、炙甘草、细辛是等量的，每剂各药常用 9 g 左右。梁直英教授认为，小青龙汤中细辛一味有颇多争议，但临床经验证明细辛用少了，治疗哮喘的效果会减弱。细辛辛温，归心、肺、肾经，有小毒，用量增多易辛燥，而方中五味子、芍药和炙甘草可以制约细辛之辛散温燥之性。细辛水煎 1 小时以上，也能减轻其毒副作用。《神农本草经》谓细辛"主咳逆"，但用细辛必因有水，如咳痰清稀多泡沫、舌苔水滑。如果患者汗出口渴、舌红少苔、干咳无痰、咽痛、心胸烦热，则不能用细辛。射干麻黄汤中麻黄无桂枝相佐，祛寒解表之效较弱，故明显因感受风寒而发病，形体壮实，中医所谓表实证者，可选用小青龙汤。表实证一般无汗，哮喘患者因呼气困难需全身用力，通常多汗，不能仅凭有汗而不用小青龙汤证。形体不壮实者，尤其是老年体弱者，非明显感受风寒，而是闻异味而发作者，可选用射干麻黄汤。射干麻黄汤方中有射干、款冬花和紫菀，祛痰利肺气之力优于小青龙汤。喉中痰声、黏痰难咳、舌苔厚腻，是选用射干麻黄汤的依据。麻黄本是平喘要药，然而《伤寒论》第40条小青龙汤加减法指出："若喘，去麻黄，加杏仁半升，去皮尖。"这里的喘大概是指心脏因素引起的气喘，即西医所说的因心力衰竭而出现的气喘，也就是我们常说的心源性哮喘。因此，治哮病的时候，遇患者本有心脏病和高血压时不能用麻黄，可改用杏仁，或杏仁加厚朴。

（二）清化热痰法

清化热痰法是用辛凉的清热化痰药清泻肺热、涤除痰饮的方法，适用于热哮，其常用方剂有麻杏石甘汤、越婢加半夏汤、定喘汤。若是外寒里饮夹热，可选用小青龙加石膏汤、厚朴麻黄汤。研究证明清热法不仅可以抗细菌、抗病毒，而且可以抑制异常的免疫反应。因此清热法通过抑制炎症细胞，消除炎症介质，从而减轻哮喘的慢性炎症，降低气道高反应性。当然，中医应用清热法是在中医理论指导下进行的，有热证才用清热法，而不是在西医理论指导下进行的，不能因它有抗炎作用而泛用之。

越婢加半夏汤出自《金匮要略》，药物组成为麻黄、生石膏、生姜、大枣、甘草、半夏。主治热饮壅肺证。热饮壅肺证的临床表现为咳嗽，气喘，喉中哮鸣，伴发热，口渴或不渴，有汗或无汗，苔黄有津，脉滑数。麻黄虽性辛温，但用量比石膏少一半，受石膏制约，辛温之性不显，发汗之力大减。如无麻黄则难宣肺降逆、平喘、行水涤饮。石膏得麻黄之辛散为助，才更能发泄肌腠与胸中蕴结的郁热。

定喘汤出自《摄生众妙方》,药物组成为白果、麻黄、紫苏子、甘草、款冬花、杏仁、桑白皮、黄芩、半夏。可将本方看作三拗汤与桑白皮汤的加减方,其有宣肺降气、清化热痰之功效,主治风寒外束、痰热内蕴。定喘汤证的临床表现为痰多气急,痰稠色黄,哮喘咳嗽,舌苔黄腻,脉滑数。

厚朴麻黄汤亦出自《金匮要略》,药物组成为麻黄、生石膏、厚朴、杏仁、半夏、干姜、细辛、五味子、小麦。本方主治饮邪郁而化热,上迫于肺,症见咳喘气逆、肺胀胸满、痰声辘辘、咽喉不利、烦躁、头汗出等。本方即小青龙加石膏汤去桂枝、芍药、甘草,加厚朴、杏仁、小麦。去桂枝者,因无外邪;去芍药、甘草者,以其酸甘不利。胸满,加厚朴、杏仁以理气降气平喘;小麦可安中、益心气。本方适用于无表证,饮郁化热,哮鸣音重的患者。

对以上三方进行比较,定喘汤用于以痰稠为主症的痰热壅肺证。越婢加半夏汤和厚朴麻黄汤用于多见痰稀的饮热壅肺证,饮轻而热重者,用越婢加半夏汤;饮盛而热轻者,尤其是外寒内饮而化热者,用厚朴麻黄汤。

今人体质多火,患痰热者居多,且六淫之邪皆从火化,故哮病以热哮居多,或者说哮病始于寒而终化热。因此梁直英教授十分重视清热法,治疗哮病时常寒温并用,喜用麻杏石甘汤加味,或合用苇茎汤。当然,宿痰仍是哮病的发病基础,所以清热法必须配合涤痰宣肺或降气平喘之法。岭南地区热哮与寒哮究竟孰多孰少,仍需进行多中心、大样本的临床观察,才能得出确切的结论。

(三)祛风化痰法

祛风化痰法是针对哮病急性发作时病机——风盛痰阻,气道挛急而设的治疗方法。清代蒋宝素《问斋医案》指出:"哮喘屡发,发时以散风为主。"祛风化痰法能较迅速地缓解哮喘之发作,是治标、治肺之法。哮病急性发作时祛风是当务之急，通过祛风，可使表邪外达，肺气清肃得行，气道通利，痰去络通而喘自平。临证可选用晁恩祥教授之祛风解痉平喘汤（炙麻黄、蝉蜕、白果、地龙、石菖蒲、紫苏叶、紫苏子、白芍、五味子），该方对于寒哮、热哮均有较好的疗效。现代药理也证实祛风化痰药有扩张支气管、祛痰、消炎、抗过敏、调节自主神经等作用。

风痰阻塞，痰浊蒙蔽清窍，引动肝风，痰为宿根，风引动伏痰。梁直英教授常用的经验方药物组成为柴胡、防风、炙麻黄、桂枝、白芍、乌梅、五味子、甘草、厚朴、杏仁。发作前打喷嚏、鼻痒及感受外风表现甚者，加蝉蜕、薄荷、苍耳子、紫苏叶；有内风表现者，加僵蚕、钩藤、白芍；久治不愈者，可加用虫类祛风药，如全蝎、蜈蚣、地龙、僵蚕等。

（四）调肝理肺法

调肝意在理肝气、平肝阳、清肝火、养肝阴等，使肝体得养，肝用得畅，风火逆气不生，从而无犯肺致哮之虞。理肺即宣肺、清肺、温肺、润肺、敛肺等，使气得宣降，外邪得疏，痰浊得化，呼吸自如，而无哮喘之患。肝经之支脉从肝分出，过横膈，向上流注于肺，与肺经相接。清代陈士铎《辨证录》说："人有七情气郁，结滞痰涎……上气喘急，此内伤外感兼而成之者也……吾治其肝胆，而内伤、外感俱皆愈也。盖肝胆乃阴阳之会，表里之间也，解其郁气而喘息可平矣。方用加味逍遥散治之。"

梁直英教授认为哮病的发病与肝密切相关，临证喜用调肝理肺法治疗哮喘，常用小柴胡汤疏肝理气、泻白散合黛蛤散清泻肝火、过敏煎固表息风、一贯煎滋养肝阴等。如果肝经有火，既可损肺金之水，又可灼肾中真阴，使肺气上逆而引发哮喘，梁直英教授喜用丹栀逍遥散合泻白散加减。梁直英教授还喜用古方延年半夏汤治疗哮喘，用其治疗哮喘发作已经不甚剧烈，甚至短暂平息不哮，但极易在一两天后再度发作者，此方有很好的巩固疗效、预防复作的作用，尤其适用于肝脉浮细而弦的患者。延年半夏汤方用人参、鳖甲、槟榔益气阴而养肝柔肝，疏肝息风；半夏、桔梗、吴茱萸、前胡祛除宿痰；桔梗、枳实、生姜升降肺气，行水化痰。

（五）活血化瘀法

津血同源，血不利则为水。痰、饮、水、湿是痰饮病的不同阶段。久病多瘀，梁直英教授临证喜加用活血化瘀法来消瘀化痰，常用方剂有血府逐瘀汤、桃红四物汤等，活血化瘀药有丹参、桃仁、三七、川芎、刘寄奴等，尤其常用刘寄奴，《本草汇》曰："刘寄奴入手少阴、足太阴经。通经佐破血之方，散郁辅辛香之剂。按刘寄奴破血之仙剂也，其性善走，专入血分，味苦归心，而温暖之性，又与脾部相宜，故两入。盖心主血，脾裹血，所以专疗血证也。"

（六）通腑法

肺与大肠相表里，肺与大肠气机相通，肺气上逆可致腑气不通，腑气不通又会加重肺气上逆。梁直英教授常用枳实、厚朴降气通腑，腑气得通，则气机逆乱得以缓解，痰饮积滞得以降泄，肺之宣肃功能得以恢复，哮喘乃止。病情顽固者，加大黄以通腑泻热，以大便通畅为度，不必等到便秘时才用大黄。梁直英教授亦常选用礞石滚痰丸、皂荚丸、控涎丹逐痰通腑，以通腑平喘。

（七）补肾法

肺主气，肾为气之根，久喘久哮多伤肾，尤其是长期使用糖皮质激素的患者或激素依赖型患者。哮病缓解期标在肺，本在肾，主要治法是补肾法，常用的方剂有六味地黄丸、肾气丸、左归丸、右归丸、都气丸、知柏八味丸、二仙汤，常加用仙茅、淫羊藿、补骨脂、巴戟天、菟丝子、杜仲、肉苁蓉、紫河车、蛤蚧等补肾之品。现代药理研究认为，中药紫河车含有多种激素，可以提高人体免疫力、抗过敏，长期服用可使部分支气管哮喘患者发作次数减少或不发作。应用补肾法，不要试图一蹴而就，要持之以恒，待功效积累，才可减少激素用量。补肾法不仅哮病缓解期可以使用，正气虚衰的老人和幼儿亦可使用。长期应用激素的患者，在哮病发作期，若应用上述6种方法不能取得预期的疗效，联合应用补肾法常可取效。

（八）清利湿热法

对于岭南地区患者来说，湿热是引起哮病的一个重要原因。一方面岭南地区地处南方，气候炎热，南方属火，火热炎上。另一方面，岭南地区背靠南岭，前濒南海，地卑雾嶂，受东南暖湿气流的影响，雨水较多，夏季长，冬季暖，四季不分明，空气长年潮湿。湿因火热而蒸腾散发，四季湿气弥漫。如清代南海名医何梦瑶《医碥》记载："李待诏曰：岭南地卑土薄，土薄则阳气易泄，人居其地，腠理汗出，气多上壅。地卑则潮湿特盛，晨夕昏雾，春夏淫雨，人中多湿……"

梁直英教授认为外感内伤常随湿化热。刘渡舟教授认为自然界气候的变化、人们生活水平的提高使人的体质朝湿热型发展。湿证最多而治法最难，张仲景采用"云龙三现"治喘。古人把麻黄叫青龙，"云龙三现"一见于治寒喘的小青龙汤；二见于治热喘的麻杏石甘汤；三见于治湿喘的麻杏苡甘汤。吴鞠通喜用三仁汤，以杏仁利上焦肺气，白蔻仁沁脾化湿，生薏苡仁清除湿热，以行下焦之滞塞。三焦通畅，大气一转，则湿热浊秽尽化。湿热作喘，如果按照风寒火热医治，非但不见功效，而且越治越重。

梁直英教授认为湿热证的辨证要点为舌苔黄腻、脉来濡数，常选用甘露消毒丹、麻杏苡甘汤、温胆汤等方加减。《素问·至真要大论》

指出："诸湿肿满,皆属于脾。"因此梁直英教授常在上方的基础上加健脾利湿之品,如茯苓、白术等。因为湿性黏滞,易阻遏气机,所以梁直英教授又常加入理气化湿之品,如厚朴、陈皮等。

  中医药治疗哮喘的8种方法不是孤立的,而是在辨证论治基础上可以综合应用的,只有分清发作期、缓解期,遵循"急则治其标,缓则治其本"的原则,才能取得良好的效果。

第四节 肺胀的中医临证治验

肺胀是由多种慢性肺系疾病反复发作、迁延不愈引起的疾病。本病病机为肺、脾、肾三脏虚损，痰瘀阻结，气道不畅，肺气壅滞，胸膺胀满，不能敛降。本病以喘息气促、咳嗽、咳痰、胸部胀满、憋闷如塞，或唇甲发绀、心悸水肿等为主要临床表现，严重者可出现昏迷、痉厥、出血、喘脱等危重证候。

《灵枢·胀论》曰："肺胀者，虚满而喘咳。"《诸病源候论·咳逆短气候》曰："肺虚为微寒所伤则咳嗽，嗽则气还于肺间，则肺胀，肺胀则气逆，而肺本虚，气为不足，复为邪所乘，壅痞不能宣畅，故咳逆短气也。"可见本病为肺气本虚，复感外邪所致，其病变首先在肺，继则影响脾、肾，后期影响于心。本病病性为本虚标实，以肺、脾、肾虚为本，痰浊、血瘀、气滞为标。治疗本病当以"急则治其标，缓则治其本"为原则，治疗本病急性期当以寒热为纲，或从胸痹证论治，或标本兼治；缓解期则当以温肺、健脾、补肾、活血化瘀为法，具体参见慢阻肺的中医辨治。

一、肺胀之肺脾气虚证

中医认为肺五行属金，脾属土，土生金，故二者为母子相生关系。肺脏久病，"子盗母气"，必使脾脏受累，因此，根据"虚则补其母"的原则，肺虚当健脾补脾。《素问·经脉别论》曰："饮入于胃，游溢精气，上输于脾，脾气散精，上归于肺……"脾病日久则上焦肺气不足，津液代谢障碍，水湿内停，聚生痰饮，饮邪上逆，则多见痰多喘促，故有"脾为生痰之源，肺为贮痰之器"之说。正如《医贯》所言："故咳嗽者，必责之肺。而治之之法，不在于肺，而在于脾。"因此，治疗上当以培土生金为法，脾气健则肺气充，卫气固则邪难侵。

临床上肺脾气虚型肺胀常表现为咳声无力或沉闷，痰量较多、白黏成块或白稀，伴恶风，易感冒，少气乏力，纳差，便溏，舌淡，脉细弱等。治疗此型肺胀常用陈夏六君子汤合三子养亲汤加减；伴肾虚者，可用金水六君煎。选药方面，治疗此型肺胀常用益气健脾的人参、山药、白术、黄芪、炙甘草等，或淡渗健脾的茯苓、薏苡仁、白扁豆等，滋养脾阴的石斛、百合、沙参、玉竹等也可因证而用。

总之，对肺胀这样一种如"太阳下山"的疾病，"有一分胃气，就有一分生机"，临床采用培土生金法往往能改善症状，提高患者生存质量。

验案举隅

陈某，女，60岁。反复咳喘近40年，加重3日。患者每年冬季均发病，夏季好转，当地医院诊断为慢性支气管炎、肺气肿、肺心病。近几年则不分季节咳喘不停，剑突下疼痛，已2年不能平卧，活动后气促加重。舌嫩红，苔黄白相兼，脉弦细。胸片示双侧肺气肿，肺纹理增粗，右下肺动脉增宽，符合肺气肿、肺心病。

西医诊断：慢阻肺，慢性肺心病。

中医诊断：肺胀。

辨证：肺脾气虚，痰湿壅肺。

治法：益气健脾利湿，佐以补肾。

方药：六君子汤合玉屏风散加减。

党　参20 g	白　术10 g	茯　苓10 g	甘　草6 g
陈　皮10 g	法半夏10 g	麦　冬10 g	黄　芪20 g
防　风10 g	诃　子10 g	补骨脂10 g	

4 剂，水煎服，日 1 剂，早晚分服。

复诊：咳喘明显减轻，已能平卧。

继续服用 10 剂后，咳喘基本消失，每晨仅有一两声咳嗽。继续服用 12 剂后，诸症消失。

按 培土生金法，即补脾土，生肺金的方法，是中医以五行相生相克的朴素原理指导临床创立的一种治法，适用于肺脾气虚型咳喘。肺脾气虚型咳喘的临床表现为咳痰较多，纳差乏力，腹胀便溏等。"新咳治在肺，久咳治在脾、肾"，本验案方用六君子汤健脾祛痰，玉屏风散益气固表，更佐以诃子敛肺，补骨脂补肾，同时以生脉散加减双补心脾气阴。全方敛肺气，补肾气，标本兼治，补而不燥。

二、肺胀之肺肾气虚证

《灵枢·经脉》云："是动则病肺胀满，膨膨而喘咳。"《备急千金要方》云："肺胀者，虚而满，喘咳，目如脱状，其脉浮大。"《寿世保元·痰喘》云："肺胀喘满，膈高气急，两胁扇动，陷下作坑，两鼻窍张，闷乱嗽渴，声嘎不鸣，痰涎壅塞，俗云马脾风。"《类证治裁·喘证论治》记载："肺为气之主，肾为气之根。"久病肺胀虚满喘咳，肺失肃降，肾失摄纳，动则喘促，多表现上实下虚之象。虚喘的治疗重在治肾，治宜化痰降气、温肾纳气。

临床上肺肾气虚型肺胀常表现为动则喘促，气短声低，咳痰不利，痰黏难出，畏寒肢冷，夜尿频多，舌淡或胖，脉沉细弱。本病治宜补益肺肾、纳气平喘，常用苏子降气汤加减。苏子降气汤源自《太平惠民和剂局方》，能够降气平喘、祛痰止咳、补肾纳气、温补下元，主治上实下虚、气机升降失常之咳喘证。肺金为母，肾水为子，苏子降气汤兼治母子，协调津气输布，理肺化痰，纳气平喘。

验案举隅

江某，男，72 岁。反复咳喘近 40 年，加重 1 周。有慢阻肺、肺心病病史。反复气喘，咳嗽，痰黏难出，活动后气促加重，多次住院治疗。舌淡红，苔白，脉弦细弱。CT 检查示双侧肺气肿、肺大疱、右心室增大。

西医诊断： 慢阻肺，慢性肺心病。

中医诊断： 肺胀。

辨证： 肺肾两虚，痰浊壅肺。

治法： 补肺温肾，纳气平喘。

方药： 苏子降气汤加减。

紫苏子 15 g	桔　梗 10 g	茯　苓 15 g	甘　草 6 g
陈　皮 5 g	法半夏 10 g	当归尾 10 g	厚　朴 10 g
前　胡 10 g	肉　桂 3 g	补骨脂 15 g	人　参 15 g

7 剂，水煎服，日 1 剂，早晚分服。

复诊： 咳喘明显减轻，咳痰减少。

继续服用 7 剂后，活动后稍气促，余无不适。

按　本案患者上实下虚，故采用温肾纳气法上下兼治，施以苏子降气汤加减。方中紫苏子为君药，化痰降气；法半夏为臣药，燥湿祛痰，助君降气；前胡既能降气又有辛散宣肺之功，厚朴降气兼除胸满，与君、臣之药协同治疗上实；肉桂、补骨脂温肾纳气，治疗下虚，人参、当归尾补益气血，四者共为佐药；甘草为使，调和诸病。

总而言之，梁直英教授认为，肺胀病位主要在肺、脾、肾。病位在肺、脾，治以培土生金；病位在肺、肾，治以温肾纳气。但临证还有温化痰饮、清化痰浊、活血化瘀、调肝理气、宣肺通腑等治疗方法，可兼治施用。

第五节 肺癌的中医临证四法

肺癌的发病机制以正气亏虚为主，与阴阳失调、感受六淫邪毒、七情怫郁、饮食失调和久病伤正、年老体弱等有关。肺癌病位在肺，与肺、脾、肾三脏密切相关。肺癌早期多见肺脾气虚、气阴两虚，治疗以益气养阴、补肺健脾、培土生金为要。肺癌晚期则多见痰凝血瘀、脾肾阳虚，治宜温阳化饮、化痰祛瘀、解毒散结等。梁直英教授临证常用的治癌四法总结如下。

一、扶正固本法

"无虚不受邪"，所以扶正固本法应贯穿肺癌治疗的始终，尤其是晚期肺癌患者，应以脾胃为治疗重点。用此法治疗肺癌时，常选用百合固金汤、麦门冬汤、补肺阿胶汤、陈夏六君子汤、人参养荣丸等。梁直英教授尤喜用炙甘草汤。该方不仅可用于治疗"脉结代，心动悸"，还可用于治疗"肺痿涎唾多"（《外台秘要》）。《类聚方广义》有详细的描述："骨蒸劳嗽，抬肩喘急，多梦不寝，自汗盗汗，痰中血丝，寒热交发，两颊红赤，巨里动甚，恶心溃溃欲吐者，宜此方。"炙甘草汤实质是桂枝去芍药汤之加味方。桂枝去芍药汤调营卫、健脾胃、通血脉，是扶助肺卫正气的基本方；所加之人参、麦冬、阿胶、地黄、火麻仁益气养阴，生血复脉。作为扶正用方，此方用于肺癌患者，与病机丝丝入扣。

二、祛邪法

（一）清热解毒法

热毒蕴结是恶性肿瘤的主要病因之一。火热甚而成毒，血遇热毒则成瘀血；火热灼津成痰，热毒、瘀血、痰浊壅阻经络脏腑遂结成肿瘤。治疗肺癌的常用清热解毒药有龙葵、青黛、红豆杉、半枝莲、白花蛇舌草、石上柏、山豆根、穿心莲等。

（二）化痰散结法

痰浊（痰湿）为肿瘤（尤其是肺癌）形成发展的病因和病理产物，可分为凝结于肿块中的痰和咳吐而出的可见的痰。治疗肺癌的常用化痰散结药有天南星、半夏、贝母、海藻、葶苈子、薏苡仁、瓜蒌、夏枯草、猫爪草等。

（三）活血破瘀法

癌肿皆有瘀，瘀血亦是肿瘤形成发展的病因和病理产物。治疗肺癌的常用活血化瘀药有刘寄奴、桃仁、红花、三棱、莪术、泽兰、土鳖虫、苏木等。阳气虚或出血者慎用活血破瘀法，阳气虚者用活血破瘀法时须佐以益气温阳之品。

三、温阳法

痰饮、瘀血皆属阴邪。肺癌早期，外邪、烟毒、痰瘀尚未郁而化热，诚然可用温阳法，正如一些学者的形象说法，阴精垃圾可以用火燃烧去之。可惜早期患者就诊者很少。一旦病邪郁而化热，就要慎用温阳法，或用前贤祝味菊先生倡导的温潜法，或用温阳法合清热解毒法，即寒温并用。肺癌晚期患者，尤其是老年患者，阳气虚衰明显，消瘦，脸色苍白，手足冰凉，自汗绵绵，痰液清稀、多泡沫，舌淡白，脉沉微细弱，亟待扶助阳气。常用药物有附子、肉桂、桂枝、干姜、吴茱萸、鹿角胶、鹿茸等。常用方剂有理中汤、四逆汤等。

梁直英教授推崇桂枝去芍加麻黄细辛附子汤。《金匮要略·水气病脉证并治第十四》云："师曰：寸口脉迟而涩，迟则为寒，涩为血不足。……寒气不足则手足逆冷……阳气不通即身冷……阴前通则痹不仁；阴阳相得，其气乃行，大气一转，其气乃散；实则失气，虚则遗溺，名曰气分。气分……桂枝去芍药加麻辛附子汤主之。"在扶正固本法中笔者已经言及桂枝去芍药汤调营卫、健脾胃、通血脉，是扶助肺卫正气的基本方，此处加麻黄、细辛、附子，温运阳气，通过宣发和利水，祛除肺中水湿痰饮。前贤有用此方治乳岩、舌疳、诸翻花疮的记录。

四、和法

《医学心悟》总结的治病八法（汗、吐、下、和、温、清、补、消）中有和法。和解之方，多是偶方、复方，中正和平，可调理脏腑气血，疏解内外邪气，使癌肿失其支持。梁直英教授采用和法治疗肺癌多选用小柴胡汤、柴胡桂枝干姜汤、半夏泻心汤等。

以上所讲四法，不是割裂的，常联合使用。

癌症凶险难治，首选手术治疗，不管手术与否，梁直英教授一再强调，在某一阶段、某些临床情况下，中西医结合是可取的，尤其是中医扶正法，有着不能替代的作用。

第三章
呼吸系统常见病的中医辨治

第一节　上呼吸道感染致咳嗽的中医辨治

上呼吸道感染是鼻腔、咽和喉部急性炎症的总称。广义的上呼吸道感染不是一个单一的疾病，而是一组疾病，包括普通感冒、病毒性咽喉炎、疱疹性咽峡炎、咽结膜热、细菌性咽-扁桃体炎。狭义的上呼吸道感染即普通感冒，是最常见的急性呼吸道感染性疾病，多呈自限性，但发病率较高。据不完全统计，上呼吸道感染成人平均每年发病2～4次，儿童发病率更高，平均每年发病6～8次。上呼吸道感染全年皆可发病，尤以冬、春季发病为多。上呼吸道感染是咳嗽的常见病因之一。中医认为，凡风邪或时行疫毒侵袭，引起肺卫失和导致的疾病均称为感冒，上呼吸道感染引起的咳嗽多属于外感咳嗽。多数上呼吸道感染的患者可于短期内自愈或被治愈，少数患者则经久难愈。

一、病因病机

（一）外邪袭肺

"肺位最高，邪必先伤"，外感六淫，从口鼻或皮毛而入，可使肺气被束，肺失宣肃，肺气上逆而引发咳嗽。风为六淫之首，外感咳嗽的病因以风为主，或夹寒、夹热、夹燥。外感咳嗽因外邪犯肺而起，其病情发展多表现为风寒化热、风热化燥及外寒内热。

（二）肺气不清

肺气不清是引起咳嗽的关键病机。外邪犯肺则肺气不清，肺气之宣通不可一刻受阻，受阻而欲通，则必咳。因此可以说咳嗽是肺气受阻欲通的一种手段，是人体对抗疾病以求自愈的一种反应。

二、辨治思路

（一）宣通肺气，勿忘解表以疏散外邪

有表先解表，邪从表解，肺气清肃，虽不专治咳，咳亦停止。《黄帝内经》云："善治者，治皮毛。"有表证时若不着重解表，必犯失表之过，以致久咳或其他许多后续问题。

（二）治外感风寒咳嗽，切忌早投寒凉滋腻之品

若把黄连、黄芩、连翘、板蓝根、大青叶等苦寒药视作抗菌、抗病毒之品，妄投于风寒咳嗽，必雪上加霜，久咳在所难免。我们可以从吴鞠通《温病条辨·泻白散不可妄用论》中得到治外感风寒咳嗽，切忌早投寒凉之品的启发。

外感咳嗽初起时，有患者自服川贝枇杷露、雪梨膏等润肺止咳的中成药，其实这些药物仅适用于秋燥咳嗽，若用之于风寒咳嗽，则其凉润、滋腻之性有碍于阳气之宣发和张扬，不利于疾病之转归，咳嗽也难以痊愈。其实，不论在北方还是南方，外感咳嗽以风寒所致居多，因此，古人有"肺喜温而恶寒""治肺不远温"的说法。在临床实践中，未见热证即按寒证治疗。

（三）治外感咳嗽，表证未除，勿轻投收涩镇咳之品

各种止咳成药，尤其是含可待因或罂粟壳者应尽量避免使用，因此类药物均为收敛之品，易致"闭门留寇"，使邪无出路，并且长期服用有成瘾之弊。

(四) 体虚者，适当配合扶正之药

清代医家张璐《张氏医通》云："张介宾云：大法，咳嗽治表邪者，药不宜静，静则留连不解，变生他病，故忌寒凉收敛，《经》所谓肺欲辛者是也。……然治表者，虽宜动以散邪，若形病俱虚者，又当补中气而佐以和解。"

总之，治外感咳嗽宜宣肺解表，因势利导，使邪有出路。辨证用药，方有良效。梁直英教授常言，有医者除用中药处方外，还配以复方甲氧那明胶囊（阿斯美）等止咳、平喘的西药，或川贝枇杷露等止咳化痰的中成药，意欲增强疗效，这可能是因为医者对辨证缺乏信心，试图通过合用治标的西药或中成药来减轻症状。这样虽然治标，但并不可取。这样治疗后，患者复诊时，医者难以检验前方之疗效，也就难以判断前诊之正确性、精确性。长此以往，医者难以提高外感咳嗽的辨治水平。

三、分证论治

对于上呼吸道感染所致外感咳嗽的诊治，有按六淫辨证论治者，有按六经辨证论治者，这里仅讨论前者。

(一) 风寒咳嗽

主症：咳嗽声重，气急咽痒，咳痰稀薄，色白。

兼次症：鼻塞，流清涕，头痛，肢体酸楚，恶寒，发热，无汗。

舌脉：舌淡红，苔薄白，脉浮或浮紧。

治法：疏风散寒，宣肺止咳。

方药：三拗汤、止嗽散、金沸草散、参苏饮。

三拗汤（《太平惠民和剂局方》）"甘草（不炙）、麻黄（不去

根、节）、杏仁（不去皮、尖）上等分，咬咀，为粗散。每服五钱，水一盏半，姜钱五片，同煎至一盏，去滓，通口服。以衣被盖覆睡，取微汗为度"。三拗汤可疏风宣肺，止咳平喘，主治感冒风邪，鼻塞声重，语声不出，或伤风伤冷，头痛目眩，四肢拘倦，咳嗽痰多，胸满气短。方中麻黄疏风宣肺，杏仁降逆止咳，甘草调和诸药。诸药合用，共奏疏风散寒、宣肺止咳之功。

止嗽散（《医学心悟》）"治诸般咳嗽。桔梗（炒）、荆芥、紫菀（蒸）、百部（蒸）、白前（蒸）各二斤，甘草（炒）十二两，陈皮（水洗，去白）一斤。共为末，每服三钱，开水调下，食后临卧服。初感风寒，生姜汤调下。予制此药普送，只前七味，服者多效……盖肺体属金，畏火者也，过热则咳。金性刚燥，恶冷者也，过寒亦咳。且肺为娇脏，攻击之剂既不任受，而外主皮毛，最易受邪，不行表散则邪气留连而不解……本方温润和平，不寒不热，既无攻击过当之虞，大有启门驱贼之势，是以客邪易散，肺气安宁"。方中紫菀辛、苦，温，下气止嗽化痰，为君药。百部甘、苦，微温，润肺止咳；白前辛、甘，微温，降气下痰止嗽。二者共为臣药。荆芥辛，温，祛风解表，利咽喉；桔梗苦、辛，平，宣肺祛痰；陈皮辛、苦，温，理气化痰。以上共为佐药。少量甘草调和诸药，且与桔梗同用，又能清利咽喉，为使药。

金沸草散（《博济方》）"旋覆花、麻黄（去节）、前胡各三两，荆芥穗四两，甘草（炒）、半夏（汤洗七次，姜汁浸）、赤芍各一两。上七味，同为末，每服二钱，水一盏，入生姜、枣同煎，至六分，热服，如汗出，并三服"。宋代朱肱《类证活人书》中亦有本方，但方中无麻黄，有细辛。本方治外感风寒，咳嗽喘满，痰涎不利。方中荆芥穗用量最大，荆芥穗可祛风解表；麻黄助荆芥以祛风散寒解表；旋覆花可降气止咳，麻黄可宣肺，二者一升一降，令肺气疏利；前胡、半夏消痰降气；赤芍凉血泻火；炒甘草和中。全方可使风寒痰饮俱解，各种症状自消。

参苏饮（《太平惠民和剂局方》）　"人参、紫苏叶、葛根、半夏（姜汁炒）、前胡、茯苓各七钱半，陈皮、甘草（炙）、桔梗、枳壳（麸炒）、木香各五钱。吹咀，每服四钱，水半盏，加姜七片，大枣一枚，煎六分，去滓，微温服，不拘时"。本方可益气解表，理气化痰。年老者或慢性咳嗽者，遇风寒咳嗽可用此方。方中紫苏叶、葛根为君药，发散风寒，解肌透邪。前胡、半夏、桔梗止咳化痰，宣降肺气；陈皮、枳壳理气宽胸。五药共为臣药，化痰与理气兼顾，既寓"治痰先治气"之意，又使肺气升降复常而有助于表邪之宣散。人参益气，与紫苏叶相伍，扶正托邪；茯苓健脾，渗湿消痰，与半夏相配，以加强化痰之功；木香助陈皮、枳壳以行气，醒脾畅中。三药共为佐药。炙甘草补气和中，调和诸药，为使药。诸药合用，共奏益气解表、理中化痰之效。

（二）风热咳嗽

主症：咳嗽频剧，气粗或咳声沙哑，喉燥咽痛，咳痰不爽，痰黏稠或稠黄。

兼次症：咳时汗出，流黄涕，口渴，头痛，肢楚，恶风，身热。

舌脉：舌红，苔薄黄，脉浮数或浮滑。

治法：疏风清热，宣肺止咳。

方药：桑菊饮加减。

桑菊饮（《温病条辨》）　"此辛甘化风，辛凉微苦之方也。盖肺为清虚之脏，微苦则降，辛凉则平，立此方所以避辛温也。今世金用杏苏散通治四时咳嗽，不知杏苏散辛温，只宜风寒，不宜风温，且有不分表里之弊。……风温咳嗽，虽系小病，常见误用辛温重剂，销铄肺液，致久咳成痨者，不一而足""杏仁（二钱）、连翘（一钱五分）、薄荷（八分）、桑叶（二钱五分）、菊花（一钱）、苦桔梗（二钱）、甘草（八分）、苇根（二钱）。水二杯，煮取一杯，日二服"。方中桑叶、菊花甘凉，轻清，疏散上焦风热，且桑叶善走肺络，清泻肺热，二者共为君药。辅以薄荷，助桑叶、菊花疏散上焦风热。杏仁、苦桔梗宣肺止咳；连翘苦寒，清热解毒；苇根甘寒，清热生津止渴。四味共为佐药。甘草调和诸药，且有疏风清热、宣肺止咳的作用，为使药。

（三）风燥咳嗽

主症：干咳，连声作呛，无痰或有少量黏痰，不易咳出。

兼次症：喉痒，唇鼻干燥，咳甚则胸痛，或痰中带有血丝，口干，咽干而痛，或鼻塞，头痛，微寒，身热。

舌脉：舌红，苔薄白或薄黄，脉浮数或小数。

治法：疏风清肺，润燥止咳。

方药：桑杏汤、清燥救肺汤加减。燥证与风寒并见为凉燥，方用杏苏散。

桑杏汤（《温病条辨》）"桑叶（一钱）、杏仁（一钱五分）、沙参（二钱）、象贝（一钱）、香豉（一钱）、栀皮（一钱）、梨皮（一钱）。水二杯，煮取一杯，顿服之，重者再作服"。方中桑叶辛凉解表，杏仁宣利肺气以止咳，同为君药。香豉即豆豉，轻宣透表；沙参、梨皮甘寒，润肺生津。三者共为臣药。栀皮清泻肺热；象贝即浙贝母，化痰止咳。二者共为佐药。本方的配伍特点为轻宣、润燥、清热之品合用，且诸药用量较轻，使燥热除而肺津复，则诸症自愈。

清燥救肺汤（《医门法律》）"桑叶（经霜者，得金气而柔润不凋，取之为君，去枝梗，净叶，三钱）、石膏（煅，禀清肃之气，极清肺热，二钱五分）、甘草（和胃生津，一钱）、人参（生胃之津，养肺之气，七分）、胡麻仁（炒，研，一钱）、真阿胶（八分）、麦冬（去心，一钱二分）、杏仁（炮，去皮尖，炒黄，七分）、枇杷叶（刷去毛，蜜涂，炙黄，一片）。水一碗，煎六分，频频二三次，滚热服"。方中桑叶、杏仁、枇杷叶、石膏清肺热，杜绝伤阴之源，并能止咳喘；人参、麦冬、真阿胶补肺肾之阴，取"天一生水"之意；胡麻仁润燥通便；甘草补中益气，缓急迫。诸药合用，共奏宣肺清热、养阴润燥之功。

杏苏散（《温病条辨》）　紫苏叶、杏仁、半夏、茯苓、前胡各9 g，陈皮、桔梗、枳壳各6 g，甘草3 g，生姜3 片，大枣3 枚。水煎温服，1 日 1 剂。方中紫苏叶辛温不燥，发表宣肺，使凉燥之邪从表而解；杏仁性降而润，降利肺气以止咳。二者共为君药。前胡既助紫苏叶疏散外邪，又助杏仁降气化痰；桔梗、枳壳一升一降，宣降肺气，止咳化痰。三者共为臣药。半夏、茯苓、陈皮化痰理气，共为佐药。生姜、大枣调和营卫；甘草调和诸药。三者共为使药。诸药合用，辛散宣肺而凉燥得解，化痰理气而咳嗽得愈。

（四）外寒内热咳嗽

外寒内热，即临床常说的"寒包火"。

主症：临床表现兼有以上风寒和风热的几种症状，如发热、恶寒、无汗、头痛、咳嗽、关节酸痛，以及鼻涕由清变浊、痰由稀白变黏黄、咽喉肿痛等。

舌脉：舌红，苔白或黄，脉滑数。

治法：发散风寒，清肺止咳。

方药：麻杏石甘汤或麻黄汤加味。

麻杏石甘汤（《伤寒论》）　"麻黄（四两，去节）、杏仁（五十个，去皮尖）、甘草（二两，炙）、石膏（半斤，碎，绵裹）。上四味，以水七升，煮麻黄减二升，去上沫，内诸药，煮取三升，去滓，温服一升"。方中麻黄解表，宣肺平喘；石膏清泻肺热，并以其辛甘大寒制约麻黄之辛温，使麻黄宣肺平喘而不助热。二者共为君药。杏仁助麻黄止咳平喘，为臣药。甘草益气和中，调和诸药，为佐使药。

麻黄汤（《伤寒论》） "麻黄（三两，去节）、桂枝（二两，去皮）、杏仁（七十个，去皮尖）、甘草（一两，炙）。上四味，以水九升，先煮麻黄，减二升，去上沫，内诸药，煮取二升半，去滓，温服八合"。方中麻黄辛温发汗，宣肺平喘；桂枝解表散寒，助麻黄发汗；杏仁宣肺降气，助麻黄平喘；甘草调和诸药。

（五）暑热咳嗽

主症：多在夏季发病，咳嗽，发热，偶见怕风，汗出，口干，咽痛，流稠涕，咳脓痰。

舌脉：舌红，苔薄，脉浮或数。

治法：清暑祛邪，宣肺化痰。

方药：清络饮加桔梗、甘草、杏仁、麦冬、知母，或新加香薷饮加前胡、杏仁，或新加香薷饮合六一散。

清络饮（《温病条辨》） "鲜荷叶边（二钱）、鲜金银花（二钱）、西瓜翠衣（二钱）、鲜扁豆花（一枝）、丝瓜皮（二钱）、鲜竹叶心（二钱）。水二杯，煮取一杯，日二服"。方中鲜金银花辛凉芳香，清热祛暑，与芳香清散之鲜扁豆花共为君药。西瓜翠衣清热解暑，丝瓜皮清肺透络，二者合为臣药。鲜荷叶取用边者，因其祛暑清热中有疏散之意；暑先入心，故又用鲜竹叶心清心而利水道。二者共为佐药。方中药物多用鲜品，因其气味芳香，清解暑邪之效更显著。故本方实为夏月暑伤肺经，身热口渴，头目不清，邪浅病轻之良药，亦可用以代茶饮，预防暑病。本方轻清走上，专清肺络之邪，故名"清络饮"。

新加香薷饮（《温病条辨》） "香薷（二钱）、金银花（三钱）、鲜扁豆花（三钱）、厚朴（二钱）、连翘（二钱）。水五杯，煮取二杯，先服一杯，得汗止后服，不汗再服，服尽不汗，再作服"。方中香薷辛温芳香，发汗解表，以祛在表之寒湿，配以辛凉芳香之鲜扁豆花、金银花、连翘，清透内蕴之暑热；厚朴辛温，理气燥湿。诸药合用，一是辛温解表祛寒湿，一是辛凉清透里热，共成治暑兼清暑热之剂。

（六）湿热（温）咳嗽

主症：咳嗽，发热，少汗，身体酸痛，头昏重，眼痛，口中黏腻，胸闷，恶心，小便短赤。

舌脉：舌红，苔薄黄而腻，脉濡数。

治法：化湿清热，宣肺化痰。

方药：甘露消毒丹。

甘露消毒丹（《医效秘传》）　又名普济解毒丹。"飞滑石（十五两），淡黄芩（十两），绵茵陈（十一两），石菖蒲（六两），川贝母、木通（各五两），藿香、连翘、白蔻仁、薄荷、射干（各四两）。生晒研末，每服三钱，开水调下；或神曲糊丸，如弹子大，开水化服亦可"。本方重用飞滑石、绵茵陈、淡黄芩，三药为君，其中飞滑石清热利湿而解暑，绵茵陈清热利湿而退黄，淡黄芩清热燥湿，泻火解毒，三者相伍，清热利湿，两擅其长。石菖蒲、藿香、白蔻仁、木通为臣，石菖蒲、藿香辟秽和中，宣湿浊之壅滞；白蔻仁芳香悦脾，令气畅而湿行；木通清利湿热，导湿热从小便而去。热毒上壅，咽颐肿痛，故佐以连翘、射干、川贝母、薄荷，以解毒利咽，散结消肿。诸药相合，重在清热利湿，兼芳化行气，解毒利咽，使湿邪得去，毒热得清，气机调畅，诸症自除。

（七）火郁咳嗽

主症：平素饮食劳倦，肺脾气虚，起病先为外感咳嗽，经用寒凉之剂或抗生素、激素治疗，久咳不愈，痰少而黏滞难出，夜咳较重，咽干或痛，便干尿黄。

舌脉：舌红，脉数，同时亦有肺脾气虚之表现，如舌边齿痕深、右寸脉独弱等。

治法：散火解郁，健脾止咳。

方药：升阳散火汤。

升阳散火汤（《脾胃论》）"生甘草二钱，防风二钱五分，炙甘草三钱，升麻、葛根、独活、白芍、羌活、人参以上各五钱，柴胡八钱。上件㕮咀。每服秤半两，水三大盏，煎至一盏，去渣，稍热服。忌寒凉之物及冷水月余"。方中升麻、柴胡的分量最重，二者升下陷之阳气，升阳散火，火散则热退，为君药。葛根既能解表退热，又能升发脾胃清阳之气；防风、独活、羌活发散风寒以退热。以上四味共为臣药。佐以人参、炙甘草补益脾胃之气，补气生血，升阳固表；白芍配甘草酸甘化阴，收敛耗散的阴津，散中有收。诸药合用，使脾胃气虚得补，清阳得升，阳生阴长，火郁发之，则诸症自愈。

若外感六淫，未能及时疏表散邪，或过用寒凉药物，或形寒饮冷，更因素体肺脾气虚，阳气升发不足，致使邪气郁伏于肺，郁而化热、化火，发为咳嗽。此种咳嗽不能再用苦寒清热解毒之药，否则更伤肺脾阳气，令冰遏热伏。李东垣根据《素问·六元正纪大论》所载"火郁发之"（而不是"热者清之"）的理论，创升阳散火汤，以矫正见热投凉之时弊，并嘱患者服药期间"忌寒凉之物及冷水月余"。

四、临床验案

验案举隅一

刘某，女，50岁。咳嗽伴发热3日。3日前开始咽痛咳嗽，咽红，咳痰不利，后发热，体温38.3 ℃，身热头痛，微恶风寒，无汗，咳嗽声粗，口微渴。舌边尖红，苔薄白，脉浮数。

西医诊断：上呼吸道感染。

中医诊断：咳嗽。

辨证：风热犯肺。

治法：辛凉解表，宣肺止咳。

方药：桑菊饮加减。

桑　叶10 g　　菊　花10 g　　薄　荷6 g（后下）桔　梗10 g

连　翘15 g　　淡豆豉15 g　　浙贝母10 g　　　前　胡10 g

炒牛蒡子10 g　芦　根30 g　　杏　仁10 g　　　甘　草5 g

3剂，水煎服，日1剂，早晚分服。

日常饮食宜清淡，忌荤腥。

复诊：3剂药后，患者身体微汗，头痛、身热皆止，体温37 ℃，咳嗽有痰、咽红、咽部疼痛症状消失，口干，舌尖红，苔白，脉已变弦滑。此为风热已解，肺热留恋，以清解肃化法治之。上方去淡豆豉、炒牛蒡子、芦根，加黄芩10 g、紫菀10 g。

服用2剂药后，患者诸恙皆安。

按　本案患者发热恶寒，头痛无汗，表证悉具，虽与风寒无异，但其咽红且痛，故可定为风热之证。若为风寒之邪，咽必不红。以此为辨，则寒温立判。况又有口微渴、舌边尖红、脉浮数为佐证，其为风热犯肺无疑。故投以辛凉平剂，以疏表达邪。服药后得汗而热退，再以清宣之品泻其余热。

验案举隅二

张某，女，51岁。咳嗽9个月，从无宁日，昼夜均作，时轻时重，气短乏力，口干咽燥。近3日来鼻塞、头身痛且咳嗽加重，少痰，纳差，便秘，面黄形瘦。舌暗红、质干，苔白夹黄，脉细弦、稍数。

西医诊断：上呼吸道感染。

中医诊断：外感咳嗽。

辨证：风燥伤肺。

治法：疏风润燥。

方药：桑杏汤加减。

桑　叶 10 g	桑白皮 10 g	杏　仁 10 g	浙贝母 10 g
北沙参 15 g	白僵蚕 10 g	栀　子 10 g	芦　根 20 g
前　胡 10 g	枇杷叶 15 g	桔　梗 10 g	甘　草 5 g

3 剂，水煎服，日 1 剂，早晚分服。

服用 3 剂后显效，患者咳嗽愈且多年便秘亦通畅。

按　风燥一般秋季多见，但若肺胃津伤，外感风邪，亦易产生风燥。患者久咳，燥化伤阴，香豉性燥，故桑杏汤去香豉，加枇杷叶、前胡降逆，桔梗为使，取其欲降先升之意。桑白皮、芦根清热润肺，白僵蚕祛风止咳，甘草调和诸药。

风邪上受，首先犯肺。若失治、误治，咳嗽迁延日久，风邪深伏肺络，遇触则呛咳不已；若不夹痰，则表现为干咳，咽痒而咳，气逆而咳。此即西医学所说的气道高反应性咳嗽或过敏性咳嗽。此时，一般的疏风解表之法不能祛除深伏之风邪，要借助虫类药，如清代叶天士所言："每取虫蚁迅速，飞走诸灵，俾飞者升，走者降，血无凝滞，气可宣通。"这说明"搜剔经络之风湿痰瘀，莫如虫类"。故临证时，梁直英教授常选用搜风通络之僵蚕、全蝎、地龙等虫类药配伍。

验案举隅三

女，6 岁。感寒后咳嗽 6 日，痰黄不多，恶寒、发热。舌红，苔薄白黄，脉浮紧数。

西医诊断：上呼吸道感染。

中医诊断：外感咳嗽。

辨证：风寒外束，肺有痰热。

治法：解表清肺。

方药：麻黄汤加味。

麻　黄9g　　桂　枝9g　　甘　草3g　　黄　芩9g

浙贝母6g　　杏　仁9g　　桔　梗9g

3剂，水煎服，日1剂，早晚分服。

按　方用麻黄汤解表寒，黄芩独清肺热，浙贝母配杏仁润肺止咳，桔梗助肺宣发。

第二节　急性支气管炎的中医辨治

急性支气管炎是病毒或细菌等病原体感染所致的支气管黏膜炎症，是临床常见病、多发病，往往继发于上呼吸道感染之后。本病多同时累及气管、支气管，临床以咳嗽伴（或不伴）有支气管分泌物增多为特征。

急性支气管炎以肺气不清、肺气上逆为病机，临床表现以咳嗽、咳痰为主。西医一般用抗炎、镇咳的方法来达到化痰止咳的治疗目的。中医则根据咳嗽发生或加重的时间、性质、节律、声音，诱发咳嗽的因素，以及痰的色、质、量、味的不同而辨证分型。中医侧重于个性化治疗，针对性强，疗效显著。

一、病因病机

急性支气管炎病程短，多因外感六淫而发。肺主宣发肃降，在体为皮毛，外邪侵袭，首犯皮毛，导致肺气宣发肃降功能失常，故引起咳嗽、咯血、少痰等一系列肺部症状。

二、辨治思路

急性支气管炎若失治、误治，易迁延不愈，遂成慢性咳嗽。早治疗，辨证准，可中止其迁延演变。

梁直英教授将急性支气管炎的治疗分为三期。初期宜宣散，因"上焦如羽，非轻不举"，故选用轻灵辛散之剂，不宜过早用润降之品，否则邪气不但未解，反有恋邪之弊；中期宜肃肺，邪气入里，肺失宣肃则须调理气机，使肺气宣肃得常而不上逆；后期宜补肺健脾，外邪已除，尚有余邪恋肺，此时宜补肺固本，防止复发，在补肺的同时要顾护脾胃，以杜生痰之源。

余邪已清，则可配合酸敛之品收敛耗散之肺气，以巩固疗效。对于一些气虚体弱、病情反复的患者，可嘱其常服玉屏风散、六君子丸，以提高机体的免疫力。

三、临床验案

(一) 风寒犯肺

验案举隅

李某，男，30 岁。反复咳嗽半月余，形寒，口燥，痰少，因受凉反复阵咳。舌淡，苔白，脉浮紧。既往体健。

西医诊断： 急性支气管炎。

中医诊断： 咳嗽。

辨证： 风寒束肺。

治法： 宣肺散寒，化痰止咳。

方药： 三拗汤合止嗽散加减。

炙麻黄 10 g	杏 仁 10 g	生甘草 5 g	紫苏子 10 g
紫 菀 12 g	百 部 10 g	白 前 6 g	款冬花 10 g
前 胡 10 g	枇杷叶 10 g	桔 梗 10 g	

4 剂，水煎服，日 1 剂，早晚分服。

按 方中炙麻黄、杏仁、桔梗宣肺散寒，降气化痰；白前、紫菀、款冬花温肺肃降；紫苏子可加强肃降功能，配合前胡加强化痰之力；枇杷叶可加强理气作用；百部润肺止咳，补益津液；生甘草调和诸药。止嗽散中陈皮性温，有理气作用，但本案患者口燥、痰少，不宜多用伤津之行气药，故去陈皮。临床上，咳嗽甚者，加金沸草、矮地茶；咽痒者，加牛蒡子、蝉蜕；鼻塞声重者，加辛夷、苍耳子；痰湿重者，加半夏、厚朴、茯苓。

（二）风热犯肺

验案举隅

张某，男，48 岁。咳嗽 1 月余，喉痒即咳，服各种止咳药近 10 瓶（具体用药不详），未见好转，遇风加重，鼻微塞，咳剧呕吐，痰少，胃纳甚差，二便尚调。舌红，苔薄腻，脉细滑数。

西医诊断：急性支气管炎。

中医诊断：咳嗽。

辨证：风热犯肺。

治法：疏风宣肺，祛痰止咳。

方药：桑菊饮加减。

桑　叶 10 g　　菊　花 10 g　　前　胡 10 g　　紫苏子 10 g

杏　仁 8 g　　桔　梗 6 g　　白　前 15 g　　紫　菀 15 g

甘　草 6 g　　砂　仁 10 g

5 剂，水煎服，日 1 剂，早晚分服。

按　本案患者咳嗽 1 月余，乃因感受风热之邪气，肺失清肃，肺胃之气上逆，故反复咳嗽，咳剧呕吐。治宜以疏散风热为主，方用桑菊饮加减。咳嗽甚者，加前胡、枇杷叶；肺热内盛者，加黄芩、桑白皮；咽痛者，加射干、板蓝根、岗梅根、牛蒡子等；痰中带血者，加白茅根、生地黄等。

（三）风燥伤肺

验案举隅

王某，男，43岁。中秋时令，干咳无痰半个月，咳嗽连声作呛，口唇干燥，心烦，微渴。舌红，苔少且干，脉弦细略数。

西医诊断：急性支气管炎。

中医诊断：咳嗽。

辨证：燥邪犯肺。

治法：疏风清肺，润燥止咳。

方药：桑杏汤加减。

桑　叶5 g	杏　仁10 g	北沙参15 g	栀　子10 g
梨　皮10 g	浙贝母15 g	枇杷叶15 g	前　胡12 g
瓜蒌皮15 g	桔　梗10 g	甘　草5 g	

6剂，水煎服，日1剂，早晚分服。

按　肺属金恶燥，秋令感受燥邪，肺先受之，治宜润燥与宣肺并举，不宜过用凉药，防止凉遏气机，更增其燥。津伤甚者，加麦冬、玉竹；热重者，加生石膏、知母；痰中带血者，加生地黄、白茅根；咽痛者，加玄参、马勃等。在主治方的基础上，随兼症加减药物，效果更佳。

第三节　感染后咳嗽的中医辨治

咳嗽是呼吸科最常见的症状，各种病原体引起的上呼吸道感染又是咳嗽的常见病因之一。感染后咳嗽是指呼吸道感染得到控制后，咳嗽症状仍不缓解。一般认为，慢性咳嗽患者若2个月以内曾有上呼吸道感染史，则首先考虑是感染后咳嗽。据统计，在有上呼吸道感染病史的患者中，11%~25%的患者会发生感染后咳嗽。在流行性感冒多发的季节，感染后咳嗽的发病率为25%~50%。临床上常将感染后咳嗽分为两大类：感冒后遗留的咳嗽和呼吸道感染后继发的咳嗽。前者多为亚急性咳嗽，部分患者有自愈倾向；后者病程可能较长。无论是哪种感染后咳嗽，若患者咳嗽时间超过3周，中医皆称为"顽咳""久咳"。感染后咳嗽的临床特征为症状顽固，迁延不愈，治疗不得法则转变为慢性持续性咳嗽；咳痰或多或少，可因痰而咳，也有干咳无痰者；常因咽痒而咳，也有因气逆而咳者。

一、病因病机

（一）外邪留恋

感染后咳嗽多为风邪留恋。风邪上受，首先犯肺，或夹寒邪、热邪、燥邪、湿邪。外邪袭肺，影响肺之宣肃，导致咳嗽，此所谓"肺只受得本脏之正气，受不得外来之客气"。此类患者多在感邪早期，经积极治疗，大部分外邪已祛除，仅风邪独恋；也有部分患者正气已伤，祛邪无力。

（二）正气不足

病邪已除，但邪伤正气；或素体正虚，肺气不足。气虚则肺失宣肃，阴虚则肺失濡润，二者均可导致咳嗽。

（三）内外合邪

因素体体质偏颇，外邪引触，致使脏腑功能失调，内生五邪，邪干肺脏，肺失宣肃，导致咳嗽。《素问·咳论》指出："五脏六腑皆令人咳，非独肺也。"明代张介宾则对咳嗽的标与本进行了阐述："外感之咳，其来在肺，故必由肺以及脏，此肺为本而脏为标也；内伤之咳，先因伤脏，故必由脏以及肺，此脏为本而肺为标也。"

二、辨治思路

（一）表邪未尽，肺失宣肃

使用抗生素或大量苦寒清热之药后，由于清热有余，疏散不足，导致热象虽已除，但表邪未尽，甚或呈寒象，因此，临床上见起病一两个月仍有表证者，治宜以止嗽散、三拗汤、桑杏汤主之。

（二）邪入少阳

《伤寒论》曰："伤寒五六日中风，往来寒热，胸胁苦满，默默不欲饮食，心烦喜呕，或胸中烦而不呕，或渴，或腹中痛，或胁下痞硬，或心下悸、小便不利，或不渴、身有微热，或咳者，小柴胡汤主之。"小柴胡汤是治疗感染后咳嗽较常选用的方剂。若久咳不愈，多白痰，易咳出，舌淡，苔薄白或腻，脉不浮或细而有力，可酌加细辛、干姜、五味子、马兜铃、陈皮、紫苏子等，亦可遵照《伤寒论》

所言"若咳者，去人参、大枣、生姜，加五味子半升、干姜二两"治之；若咳黄痰、舌红、苔黄，可合用麻杏石甘汤。

（三）正虚邪恋，肺失清肃

此类型的咳嗽，病程多迁延3个周以上。正虚者，多见肺气虚或脾气虚、肺阴虚或肺肾阴虚；邪实者，则多兼夹痰浊或风寒之邪。

临床用药方面，肺气虚而风寒未净者，可用玉屏风散合桂枝加厚朴杏子汤；脾气虚而痰浊郁肺者，可用六君子汤合三子养亲汤；肺阴虚者，可用沙参麦冬汤或百合固金汤加减。

三、辨治要点

梁直英教授认为，感染后咳嗽的发病率较高，本病虽有自限性，但因频繁咳嗽影响生活质量，故患者对治疗本病的需求很高，而西医尚缺乏治疗感染后咳嗽的有效药物，目前国内外相关指南推荐的中枢神经性镇咳药和第一代抗组胺 H_1 受体拮抗剂仅是对症治疗，且只对部分患者有效。另外，服用该类药后患者可能出现嗜睡、口干、食欲减退、恶心、便秘等不良反应，且停药后咳嗽容易复发。还有部分患者服药后咳嗽不能缓解，进一步发展为慢性支气管炎或支气管哮喘。基于疾病防治重点的前移，感染后咳嗽的早期诊断和治疗显得非常重要。

中医治疗感染后咳嗽强调从整体进行调治。中医认为："心、肝、脾、肾四经各有咳嗽之症，不过假途于肺耳！后人不明此义，一遇咳嗽，不辨其致咳之由，但从肺治，又安怪其效者少，而不效者多耶？"这些都体现了中医整体观念和辨证论治的思想，这也正是中医治病的优势所在。

四、临床验案

(一) 表邪未尽，肺失宣肃

验案举隅一

李某，女，27岁。因阴雨天外出，衣服被淋湿，回家后觉恶寒、微发热、鼻塞、流清涕，身微痛，有微汗，咳嗽，咳吐清稀白痰。于当地医院治疗1个月，发热已退，但咳嗽剧烈，少痰。舌淡红，苔薄白，脉浮紧。既往体健。

西医诊断：上呼吸道感染。

中医诊断：咳嗽。

辨证：风寒犯肺，肺气失宣。

治法：疏风散寒，宣肺止嗽。

方药：止嗽散加味。

紫 菀15 g	荆 芥10 g	百 部10 g	白 前10 g
陈 皮6 g	桔 梗10 g	甘 草6 g	防 风10 g
紫苏叶10 g	姜半夏10 g	茯 苓10 g	生 姜3片

3剂，水煎服，日1剂，早晚分服。

按 本案患者由于风寒犯肺，肺气不宣，故咳嗽而痰白稀；肺开窍于鼻，鼻窍不通，故鼻塞流涕；肺主皮毛，主一身之表，外感风寒，腠理被束，卫外之阳被郁，故恶寒、发热、身痛；舌淡红、苔薄白、脉浮紧，为邪气在表之征。由于患者有风寒表证，故治疗时加防风；同时，加紫苏叶配荆芥以加强发表之力；另加生姜、姜半夏、茯苓以温肺化痰。

验案举隅二

陈某，男，61岁。咳嗽、痰多已半个月，痰色白，咳痰不爽，恶寒、发热,头身痛。已用抗生素(具体用药不详)治疗 10 日,症状有所好转,但仍咳嗽不已。现痰白而黏,不易咳出,喉中发痒,已无恶寒、发热、头身痛等症状。舌淡红,苔薄、微黄,脉弦、略滑。既往体健。

西医诊断:上呼吸道感染。

中医诊断:咳嗽。

辨证:余邪未清。

治法:宣肺化痰,肃降止嗽。

方药:止嗽散加减。

| 百　部 12 g | 紫　菀 12 g | 荆　芥 5 g | 白　前 12 g |
| 陈　皮 6 g | 桔　梗 12 g | 甘　草 6 g | 杏　仁 12 g |

川贝母 6 g

3 剂,水煎服,日 1 剂,早晚分服。

按　本案患者外感已除,但留有咳嗽余恙,痰白而黏,咳而不爽,为肺之余邪未解,且即将化燥之象。脉已不浮,但有滑象,为痰壅肺系所致。由于患者表证已除,故治疗时将荆芥减量,但仍留少量荆芥,取其祛风、止咽喉痒之功;肺有余邪,故加杏仁以肃降肺气;加川贝母润肺,使痰易咳出,以防余邪化热、化燥而伤肺。

(二) 邪入少阳

验案举隅

张某,男,63 岁。因感冒于某医院就诊,经静脉输液治疗后,喷嚏、流涕等症状减轻,但继发剧烈咳嗽、痰多,每日下午自觉寒热不适。上述症状反复发作 1 周余,自服感冒药、止咳药及抗生素类药物等(具体用药不详),症状未见明显缓解。现舌红,苔白,脉弦紧。

西医诊断:上呼吸道感染。

中医诊断：咳嗽。

辨证：邪入少阳。

治法：和解少阳，化痰理气。

方药：小柴胡汤合二陈汤加味。

柴 胡 12 g	黄 芩 10 g	法半夏 10 g	党 参 10 g
陈 皮 6 g	茯 苓 9 g	川贝母 10 g	杏 仁 10 g
紫苏子 10 g	甘 草 6 g	生 姜 3 片	大 枣 5 枚

6 剂，水煎服，日 1 剂，早晚分服。

按 本案患者为日晡寒热，属邪正相争之少阳证，又兼痰多、苔白，治以和解少阳、化痰理气为主，故用小柴胡汤合二陈汤加味。方中柴胡、陈皮理气；黄芩清少阳之热；法半夏、茯苓、杏仁、川贝母化痰；紫苏子降气；党参、生姜、大枣养脾胃；甘草调和诸药。

（三）正虚邪恋，肺失清肃

验案举隅

陈某，男，35 岁。2008 年 2 月底因发热、咳嗽于他院就诊，诊断为肺炎，住院治疗 5 日，发热已退，准予出院，但咳嗽不减，遂来就诊。现咽痒而咳，或欲语先咳，无痰。舌稍红嫩、边有齿痕，苔薄而不均，脉弦细数。

西医诊断：肺炎。

中医诊断：咳嗽。

辨证：肝肺阴虚，肝火上炎。

治法：平肝降逆，化痰止咳。

方药：丹青饮加减。

代赭石 9 g （先煎）	麦 冬 4.5 g	杭菊花 6 g	石 斛 9 g
沙苑子 9 g	沙 参 12 g	桑 叶 3 g	橘 红 6 g

川贝母6g　　　　　杏　仁9g　　　旋覆花3g（包煎）

3剂，水煎服，日1剂，早晚分服。

二诊： 上方服用3剂后，患者咳嗽稍减，因未持续用药，故咳嗽复又加重，黄昏时咳嗽较剧，日间亦有讲话时咳或咽痒而咳，阵发呛咳，无痰，舌稍红嫩，苔薄黄腻，脉弦滑，予丹青饮去杏仁，加茯苓、瓜蒌、绵茵陈、桑叶、旋覆花以加强降气止咳之功效。

三诊： 上方服3剂后，患者咳嗽痊愈。今日因"口气臭秽"就诊。

按　《医醇賸义》之丹青饮适用于肝阴不足、肝火上炎者。顽咳、久咳与邪气留恋、正气亏虚、脏腑功能失调有关。治疗须深究其病机，丝丝入扣，整体调治，扶正与祛邪并重，方可向愈，否则易演变为其他疾病。

第四节　慢性支气管炎的中医辨治

慢性支气管炎多发生于中老年人。本病多隐潜起病，病程缓慢。本病多发于寒冷季节，患者的主要临床表现为咳嗽、咳痰，清晨症状明显。患者咳的痰呈白色黏液泡沫状，黏稠不易咳出；受寒或感染后痰量增多，黏度增大或呈黄色脓性。本病若长期迁延不愈，可发展为慢阻肺。本病的发生与年老体弱、脏腑功能失调和外邪侵袭等因素有关。此外，起居失调、烟酒刺激等为本病的诱因。上述诸因可致肺、脾、肾的生理功能失常而出现脾失健运、肺失肃降及肾不纳气等病理变化，从而引发本病。在治疗慢性支气管炎时，梁直英教授多采用宣、清、肃、降、和、敛的治法，治疗后取效较快，能够减轻症状，减少咳嗽及咳痰的频率。

一、病因病机

慢性支气管炎病程较长，临床上主要表现为咳嗽、咳痰等。肺脏久病必虚，故慢性支气管炎可见肺气虚弱之症；肺主治节，肺失于治节，津液不能布散，聚而生痰；"脾为生痰之源，肺为贮痰之器"，脾胃功能失调，痰浊内生，上归于肺，从口咳出，故慢性支气管炎可见咳痰之症；痰液潴留日久，可郁而化热，故慢性支气管炎可见咳黄痰之症。

二、辨治思路

急则治其标，缓则治其本。患者咳嗽、咳痰症状明显，治宜以祛痰治标为主，但祛痰须分型诊治，区分寒热，辨清痰湿蕴肺与痰热壅肺的区别等。患病后期，患者咳痰减少，则当治本，以调理肺脏为主，方可选用沙参麦冬汤。

三、辨治要点

在中老年人群中，慢性支气管炎是发病率较高的疾病之一。患者感冒后，若失治、误治，则可致咳嗽、咳痰症状加重，缠绵难愈，发展为慢性支气管炎，因此，必须重视中老年人慢性支气管炎的诊治。《黄帝内经》曰："年四十，而阴气自半也，起居衰矣。"慢性支气管炎中老年患者素体气阴亏虚，多有脏腑功能失调，故治疗时须顾护阴液津气，勿过用辛燥或寒凉之品，否则易导致正虚邪恋，患者难以痊愈。若素体阴虚，则邪易从燥化，导致燥热伤肺；若素体气虚，则邪易从寒化，而致风寒犯肺，痰饮内生。故慢性支气管炎多见风痰恋肺、肺燥津伤、痰浊阻肺等证，治宜宣肺祛风、清肺润燥、肃肺化痰理气，邪犯少阳者则治以和解少阳，肺气耗散者则佐以固肺敛气。邪去则专注固本脏之气以收其功，多用生脉散或补肺汤加减，以补肺、健脾、固肾善其后，如此方称完善。

四、临床验案

（一）痰湿蕴肺

验案举隅

张某，男，64 岁。咳嗽长期反复发作，咳嗽声偏重，痰多、质白黏腻，晨起明显，痰出而咳缓。偶有胸闷，纳差，腹胀不适，时有腹泻。舌淡，苔白腻，脉濡。

西医诊断：慢性支气管炎。

中医诊断：咳嗽。

辨证：痰湿蕴肺。

治法：燥湿化痰，理气止咳。

方药：二陈汤合三子养亲汤加减。

法半夏 15 g 橘 红 5 g 茯 苓 10 g 炙甘草 6 g

白芥子 10 g 紫苏子 10 g 莱菔子 5 g 桂 枝 10 g

细 辛 3 g 干 姜 10 g

7 剂，水煎服，日 1 剂，早晚分服。

按 本案患者病程较长，病势缠绵，患者就诊时咳嗽、痰多，痰出而咳缓，偶有纳差、大便溏稀的表现，此属肺脾两虚证，治宜肺脾同治，切勿治肺不治脾。方选二陈汤治脾，三子养亲汤化肺中之痰。方中桂枝祛寒达邪；紫苏子肃降肺气；干姜、细辛、法半夏化湿和胃；茯苓、莱菔子、白芥子理气渗湿化痰；炙甘草调和诸药。脾虚重者，可加党参、黄芪；病向愈者，可服用六君子丸，以调理脾肺功能。

（二）痰热壅肺

验案举隅

王某，女，55 岁。因感冒而导致慢性支气管炎加重，咳嗽，痰黄稠而多，口干而黏，喉痒，易汗出。舌尖红，苔微黄而腻，脉滑带数。

西医诊断：慢性支气管炎。

中医诊断：咳嗽。

辨证：痰热壅肺。

治法：化痰清肺，肃肺止咳。

方药：清金化痰汤加减。

桑白皮 15 g　　黄　芩 10 g　　杏　仁 10 g　　桔　梗 5 g

浙贝母 10 g　　橘　红 10 g　　紫　菀 10 g　　百　部 10 g

瓜蒌皮 10 g　　生甘草 5 g　　竹　茹 5 g

3 剂，水煎服，日 1 剂，早晚分服。

忌食辛辣油腻。

按　方中桑白皮、竹茹、黄芩清肺化痰；杏仁、紫菀宣肃肺气；桔梗、橘红、瓜蒌皮理气化痰；百部、浙贝母合紫菀润肺化痰止咳；生甘草调和诸药。临床上若痰黄如脓或痰有热腥味者，加鱼腥草、金荞麦根、冬瓜子、败酱草、蒲公英等；若胸满咳逆、便秘者，加葶苈子、大黄等；若痰热伤津、口干甚者，加北沙参、天冬、天花粉等。

（三）肺气虚证

验案举隅

顾某，女，66 岁。有长期咳嗽、气喘病史。近期在探亲途中感受风寒，引发咳嗽，2 个多月来，曾注射青霉素、链霉素，以及服用止咳糖浆及中药（具体药物不详）等，无明显效果。现喉痒咳嗽，干咳无痰，剧烈咳嗽时气急恶心，胸痛，精神疲惫，气短，口干。舌红，苔少剥，脉细数。

西医诊断：慢性支气管炎。

中医诊断：咳嗽。

辨证：肺气虚。

治法：养阴清热，润肺止咳。

方药：沙参麦冬汤加减。

生黄芪 15 g　　北沙参 10 g　　桔　梗 10 g　　生甘草 5 g

紫　菀 15 g　　枇杷叶 15 g　　麦　冬 10 g　　天花粉 10 g

五味子 10 g　　地骨皮 10 g

5 剂，水煎服，日 1 剂，早晚分服。

按　本案患者咳嗽缠绵已久，肺失清肃，复又感受风寒，致气逆而咳频。剧烈咳嗽日久，气阴亏虚，故见神疲、气短、口干；肺失清润肃降，气失宣畅，故见干咳无痰。方选用沙参麦冬汤清热养肺。另外，方中生黄芪、北沙参益肺气，养肺阴；地骨皮清虚热；枇杷叶、紫菀降气止咳。此外，本方的关键在于用五味子收敛，因久咳致肺气耗散，五味子起收敛肺气的作用。咳嗽剧烈者，可加川贝母、杏仁、百部；盗汗者，可加糯稻根、浮小麦。

第五节 社区获得性肺炎的中医辨治

社区获得性肺炎是指在医院外罹患的感染性肺实质（含肺泡壁，即广义的肺间质）炎症，包括具有明确潜伏期的病原体感染而在入院后潜伏期内发病的肺炎。

社区获得性肺炎是威胁人类健康的常见感染性疾病之一，临床上以感染性肺炎占绝大多数，其中又以细菌性肺炎、支原体肺炎最为常见，其次为病毒性肺炎、衣原体肺炎等。据不完全统计，在我国每年有650万~1 500万人感染社区获得性肺炎，每年有20万以上人口因本病死亡。研究显示，住院的社区获得性肺炎患者年龄≤5 岁（37.3%）及≥65 岁（28.7%）的人群构成比远高于26~45 岁青壮年（9.2%）的构成比。社区获得性肺炎病死率随年龄的增加而升高。

一、病因病机

本病多由外感六淫之邪或风温热毒侵袭所致，是以发热、胸痛、咳嗽、咳痰等症状为主要临床特征的急性外感热病。其主要病机为外邪侵袭、肺失宣肃，正气内虚、痰热内蕴。其主要发病原因为外邪犯肺，饮食失节，年老体弱及久病虚损等。外邪犯肺，六淫之邪或风温热毒首先犯肺，引起肺的宣发肃降功能下降，出现发热、咽痛、咳嗽、咳痰等症状。饮食失节，嗜食烟酒，加之素体热甚，导致痰浊内生，复感外邪，从而出现高热、口干、口渴等症状，甚者出现神昏、出血等危候。年老体弱或久病虚损等会引起机体正气虚弱，脏腑功能失调，导致痰浊内生，易感邪毒，出现神倦、咳嗽、痰少、汗出、口干等症状。

本病初期，病邪轻浅，病位在肌表肺卫，表现为风寒闭肺、风热犯肺、表寒里热证。本病中期，外邪传里，肺失清肃，或正气虚损，脏腑功能失调，痰湿内生，表现为痰浊阻肺证；或素体热甚，痰热内生，肺气壅滞，出现痰热壅肺证；疾病进一步传变，逆传心包，出现热入心营证，表现为神昏谵语、喘脱等危候。本病后期，痰热耗伤气阴，日久出现气阴两虚、正虚邪恋之证，亦可出现病情加重、正虚阳脱的喘脱危候。

二、诊断

根据《中国成人社区获得性肺炎诊断和治疗指南（2016 年版)》，社区获得性肺炎的临床诊断依据为如下。

（1）社区发病。

（2）肺炎相关临床表现：①新近出现的咳嗽、咳痰或原有呼吸道疾病症状加重，伴或不伴脓痰、胸痛、呼吸困难及咯血；②发热；③肺实变体征和（或）闻及湿啰音；④外周血白细胞 $> 10 \times 10^9/L$ 或 $< 4 \times 10^9/L$，伴或不伴细胞核左移。

（3）胸部影像学检查显示新出现的斑片状浸润影、叶或段实变影、磨玻璃影或间质性改变，伴或不伴胸腔积液。

符合（1）、（2）及（3）中任意 1 项，并除外肺结核、肺部肿瘤、非感染性肺间质性疾病、肺水肿、肺不张、肺栓塞、肺嗜酸性粒细胞浸润症及肺血管炎等疾病后，可建立临床诊断。

三、辨治思路

社区获得性肺炎见于中医伤寒、温病，多属于中医"咳嗽""喘证""风温"等范畴。伤寒是六淫之邪侵犯肌表，经六经传变后，入里化热；温病是温热毒邪经口鼻侵袭人体，首先犯肺，经卫气营血、三焦传变，重则热入心营。本病初期，实证居多，以风寒闭肺、风热犯肺、表寒里热为主证，故早期外邪袭表，应辨寒热，区分温邪，治宜宣肺达邪；本病中期，即肺炎之严重阶段，表证已无，应以痰浊阻肺、痰热壅肺、热入心营为主要病机，故中期外邪入里，应辨虚实，治宜清肺开闭，重在清热解毒，若热入心营则应清营透热转气；本病后期，经过 1~2 周的治疗，多数患者高热已退，余邪未清，气阴耗伤，故后期正虚邪恋，则治宜扶正祛邪，以益气养阴为法。当病情加重出现正虚阳脱之喘脱危候，则治宜扶阳固脱。综上所述，本病应遵照急则治标、缓则治本的原则分期辨证论治。

四、辨治要点

（一）证候特征辨证

社区获得性肺炎多因先天不足，后天失养，遇外邪侵袭而诱发，辨证以证候特征为依据，辨虚实之不同。实证多见于疾病的早期、年轻人，邪气盛而正气未衰。临床以恶寒发热或发热不恶寒，咳嗽，咳痰、色白或黄，呼吸气粗声高，口渴，舌红，苔白或黄，脉浮数为证候特征。虚证多见于病久、老年体弱多病者。临床以低热、汗出，咳嗽，咳痰，呼吸浅促，声低气怯，纳呆神疲，舌红少苔，脉细数无力为证候特征。危重变证多虚实夹杂，以标实为主，临床表现为高热、神昏、谵妄、咯血、抽搐等热入心营证，亦有胸闷、气喘、咳逆倚息不能平卧，甚则面青唇紫，大汗淋漓，汗出肢冷等心肾阳虚证及水凌心肺的喘脱危候。

（二）随证分期辨证

外邪袭肺，由表及里，六经传变，或卫气营血、三焦传变，故疾病需随证分期辨治，辨病之浅深。疾病初期，一般指起病后 1~3 日，既有风热或风寒袭肺，邪气郁闭肺气，肺失宣肃而出现的发热、咳嗽、胸闷气喘等肺病症状，也有表证的症状，如发热恶寒、头痛身痛、脉浮数等。这一阶段，辨证要点为首辨寒热，次辨感邪的性质及途径，即辨别是外感六淫从皮毛而入，还是温热毒邪从口鼻入里犯肺。外感六淫的治疗要点是祛风、解表、达邪，温热毒邪的治疗要点是清热、宣肺、开闭。疾病中期，也就是肺炎之严重阶段，临床症状表现最为显著。表证已无，而以痰浊阻肺、痰热壅肺、热入心营为主要病机，寒证者少见。治疗重在清肺解毒，兼以解表达邪。疾病后期，是指经过 1~2 周的治疗后，多数患者高热已退，然而由于痰热尚未清除，热灼肺阴，故仍有一定程度的咳嗽、咳痰，或还有低热，治以扶正祛邪。

（三）脏腑形质辨证

阴阳化五行，人身分五脏，五脏藏阴阳。肝、心、脾、肺、肾因先天禀赋不同，后天调养差异，形成脏腑、气血、阴阳形质之不同。《黄帝内经》云："木曰曲直，火曰炎上，土爱稼穑，金曰从革，水曰润下。"诸风掉眩，皆属于肝木，故肝脏形质可辨肝阴不足、肝火上炎、肝风内动、肝阳上亢；诸痛痒疮，皆属于心火，故心脏形质可辨心阴不足、心火上炎、心气亏虚、心阳亏损；诸湿肿满，皆属于脾土，故脾脏形质可辨脾气亏虚、脾阴不足、脾阳亏损；诸气膹郁，皆属于肺金，故肺脏形质可辨肺气亏虚、肺阴亏损；诸寒收引，皆属于肾水，故肾脏形质可辨肾气不足、肾阴亏虚、肾阳亏损、阴阳两虚。人体作为一个有机的整体，五脏病变相关，见肝之病而知肝传脾，病证形质结合辨证，病位病性结合分析，再选方用药，方可药到病除。

五、分证论治

（一）风寒闭肺

主症：起病急骤，发热恶寒，无汗，咳嗽气促，咳稀白痰，头痛身痛。

舌脉：舌淡红，苔薄白，脉浮紧数。

治法：辛温宣肺散邪。

方药：荆防败毒散。

方中荆芥、防风、柴胡疏风宣肺散寒；羌活、独活祛风散寒除湿；前胡、枳壳、桔梗宣肃肺气，宽胸祛痰；川芎行气祛风；茯苓健脾祛湿；人参扶正补虚以祛邪；甘草调和诸药。生姜为引，以助解表散寒。全方共奏疏风宣肺、辛温解表之功。

若表寒重，头痛身痛，憎寒发热，无汗，加麻黄、桂枝以助发表散寒之功用；若表湿重，肢体酸痛，头重头昏，合用九味羌活汤或羌活胜湿汤加减；若纳呆、脘痞、便溏，苔白腻，合用二陈汤或平胃散加减。

（二）风热犯肺

主症：发热，微恶风寒，无汗或微汗不畅，咳嗽气促，咳白黏痰或微黄之黏痰，咽痛口干。

舌脉：舌边尖红，苔薄黄，脉浮数。

治法：辛凉宣肺清热。

方药：银翘散。

方中金银花、连翘轻宣透表，清热解毒，重用为君药。臣以薄荷、牛蒡子辛凉宣散，疏散风热，清利头目；豆豉、荆芥辛温，透邪外出，两药虽为辛温解表药，与辛凉药配伍，可增强透表之力，共为臣药。桔梗宣肺止咳；竹叶、芦根清热生津，同为佐药。甘草调和诸药，为使药。本方用于温病初起，卫气被遏。诸药合用，共奏辛凉宣肺清热之功。

头目胀痛者，加桑叶、菊花清利头目；咳嗽痰多者，加前胡、浙贝母、苦杏仁化痰止咳；咳痰黄稠者，加黄芩、竹茹、鱼腥草；口渴多饮、尿赤者，加石膏、桑白皮、知母；咽喉痛甚者，加岗梅根、板蓝根、蒲公英。

（三）表寒里热

主症：发热，热度较高，微恶风寒，无汗，头痛身痛，口渴，烦躁，胸痛，痰黄黏，甚或夹有血丝。

舌脉：舌红，苔黄，脉浮紧滑数。

治法：辛温宣肺，清热解毒。

方药：大青龙汤。

本方为麻黄汤加石膏、生姜、大枣而成。麻黄汤发汗宣肺，辛温解表；石膏清热除烦；甘草、生姜、大枣和中气，调营卫。诸药合用，外可解风寒郁闭，内可清里热躁烦。

表寒较甚者，加桂枝、荆芥、防风；痰热较盛者，加浙贝母、瓜蒌、竹茹、胆南星；便秘者，加枳壳、大黄；津伤口渴者，加天花粉、沙参、麦冬、芦根。

（四）痰浊阻肺

主症：咳嗽痰多，咳声重浊，晨起为甚，痰色白或带灰色，质黏腻或稠厚；伴胸闷气憋，腹胀，食少，大便时溏。

舌脉：舌淡白，苔白腻，脉濡滑。

治法：燥湿化痰，理气止咳。

方药：二陈汤合三子养亲汤。

二陈汤方中半夏辛温而燥，最善燥湿化痰，且能降逆止呕，为君药；辅以橘红理气，燥湿化痰，使气顺痰消；佐以茯苓健脾渗湿，使湿无所聚；使以甘草和中健脾。诸药合用，共奏燥湿和中、理气化痰之功。方中橘红、半夏以陈久者良，故有"二陈"之名。三子养亲汤中白芥子温肺利气，利膈消痰；紫苏子降气行痰，气行则痰行；莱菔子消食导滞。三药均为行气消痰之品，善治老人喘嗽之疾，故寓"子以养亲"之意而成方名。

痰浊壅盛者，合用涤痰汤或加葶苈子、皂荚；脘腹胀闷者，加苍术、白蔻仁、木香、砂仁；纳呆便溏者，合六君子汤加减。

（五）痰热壅肺

主症：高热，渴饮，多汗，咳嗽频剧，痰黄黏稠，咳痰不爽，气喘，甚或鼻翼扇动，胸部隐痛，尿色黄赤。

舌脉：舌红，苔黄腻，脉滑数。

治法：清肺泻热，肃肺化痰。

方药：桑白皮汤。

方中桑白皮清肺化痰；黄芩、黄连、山栀辅以清肺泻热；紫苏子、杏仁肃肺降逆；贝母、半夏化痰平喘止咳。

身热甚者，加石膏、知母、金银花、连翘；痰多难咳者，加天竺黄、枇杷叶、海蛤壳；痰涌便秘、喘不能卧者，加葶苈子、大黄、青礞石；痰有腥臭者，加苇茎汤；痰中带血者，加蒲公英、三七、白茅根。

（六）热入心营

主症：高热，神昏谵语，烦躁，甚则体若燔炭，或肢冷。咳嗽频剧，痰黏难出，喘憋严重。

舌脉：舌红绛，苔少，脉细滑数。

治法：清热泄肺，凉营透热。

方药：清营汤。

方中犀角清解营分热毒；辅以玄参、生地黄、麦冬以清热养阴；佐以黄连、竹叶心、连翘、金银花以清热解毒，并透热于外，使邪热转出气分而解；使以丹参清热凉血，活血散瘀。诸药合用，共奏清热泄肺、凉营透热之效。

若烦躁、谵妄，加服紫雪丹；若神昏不语，加服安宫牛黄丸或至宝丹；若抽搐，加钩藤、全蝎、地龙以息风止痉。

（七）正虚邪恋

主症：干咳少痰，咳嗽声低，气短神疲，手足心发热，多汗，口渴，虚烦不寐。

舌脉：舌红，苔少，脉细数。

治法：补益气阴，清肺化痰。

方药：竹叶石膏汤。

方中竹叶配石膏清透气分余热，除烦止渴，为君；人参配麦冬补气，养阴，生津，为臣；半夏降逆和胃以止呕逆，为佐；甘草、粳米和脾养胃，为使。全方清热与益气养阴并用，祛邪与扶正兼顾，诸药合用，共奏清热、益气、生津之效。

偏阴虚、脉细者，可合用麦门冬汤、沙参麦冬汤；偏气虚、脉弱无力者，可合用四君子汤或参苓白术散。

若患者正虚阳脱出现喘脱危候，临床表现为咳逆倚息不能平卧，甚则面青唇紫，大汗淋漓，汗出肢冷，则证属心肾阳虚、水凌心肺，治以扶阳固脱，方选参附汤送服黑锡丹。

六、临床验案

验案举隅

郭某，女，28岁。发热5日。5日前不慎受凉后出现发热，体温最高 39.4 ℃，恶寒，咳嗽，咳痰青黄黏稠，胸痛，口干，纳差，二便尚调。查体示左下肺可闻及湿啰音。舌尖红，苔黄，脉细数。既往体健，处于哺乳期。胸片检查示双肺纹理稍多，左下肺多发斑片阴影及条索影。

西医诊断：社区获得性肺炎。

中医诊断：风温。

辨证：肺炎中期风热入里，痰热闭肺。

治法：清热化痰，宣肺开闭。

处方：麻杏石甘汤加减。

麻　黄 10 g	石　膏 30 g	杏　仁 10 g	甘　草 6 g
柴　胡 15 g	黄　芩 10 g	法半夏 10 g	桔　梗 10 g
玄　参 15 g	前　胡 10 g	枇杷叶 10 g	

5 剂，水煎服，日 1 剂，早晚分服。

复诊：服上方 5 剂后，患者热退，咳嗽、咳痰症状明显缓解，胃纳改善。守上方去麻黄、黄芩、枇杷叶，加淡竹叶 15 g、紫菀 10 g、款冬花 10 g。

继服 3 剂痊愈。

按　梁直英教授认为本案患者外感风寒，邪犯肺卫，故出现恶寒发热；外邪入里化热，肺失宣肃，肺气上逆致咳；热邪炼液成痰，痰阻气道，故而胸痛；热伤津液而致口干、纳差；舌尖红，苔黄，脉细数属外邪犯肺、痰热内蕴之象，而患者哺乳期体虚易感，风寒袭表，入里化热，痰热蕴肺，用药宜轻、宜宣，故用麻杏石甘汤来清宣肺热。哺乳期妇女易肝经郁热，故加柴胡、黄芩疏肝清热。本方清轻宣解，故服用后有较好的疗效。

第六节　支气管哮喘的中医辨治

支气管哮喘是一种以慢性气道炎症和气道高反应性为特征的多因素异质性疾病。喘息、气短、胸闷和咳嗽等症状随时间变化，常伴有可变性呼气性气流受限。

本病呈发作性，常在夜间或者凌晨发作，发作前常有鼻痒、咽痒、喷嚏、流涕、咳嗽、胸闷等先兆症状。本病的发生与病毒感染、运动、天气变化、大笑，以及接触过敏原或刺激气味（汽车尾气、香烟味等）有关。发作时突感胸闷窒息，咳嗽，随即呼吸急促困难，呼气延长，伴有哮鸣音，被迫坐位，张口抬肩，烦躁汗出，面青肢冷。发作可持续数分钟、几小时或几天，可自行缓解，或者经药物治疗后缓解。

支气管哮喘属于中医"哮病"范畴。哮病是由于宿痰伏肺，遇诱因引触，导致痰阻气道，气道挛急，肺失肃降，肺气上逆而致的发作性痰鸣气喘疾病。中医辨治本病以"急则治其标，缓则治其本"为治疗原则。

一、病因病机

哮病发作的内因是"宿痰伏肺"。外邪侵袭、饮食不当、情志刺激、体虚劳倦等诱因引动宿痰而触发哮病，出现咳、喘、胸闷、气短、伴有哮鸣音等症状。

（一）外邪侵袭

外感风热或风寒之邪，邪蕴于肺，肺气失宣，气不布津，聚液为痰。清代叶桂《临证指南医案·哮》云："若夫哮证，亦由初感外邪，失于表散，邪伏于里，留于肺俞。"故外邪侵袭可致哮病。另外，吸入花粉、粉尘、异味、动物毛屑等，导致宿痰随气而动，影响肺的宣发肃降，气道挛急，也可导致哮病。

（二）饮食不当

嗜食肥甘厚腻，积痰内热；或过食寒凉、生冷之物，寒饮内停；或进食海腥发物，以致脾失健运，痰浊内生，痰阻气道，而致哮病。

（三）情志失调

情志过怒，肝气上逆侮肺；或情志不遂，忧思气结，脾失运化，痰浊内生，痰气交阻，发为哮病。

（四）体虚劳倦

体虚易外感受邪，或反复外感，均可致肺、脾、肾亏虚，痰邪内生，发为哮病。

哮病发作时以邪实为主，由于体质差异及诱因不同而有寒、热、虚、实之分，多见冷哮证、热哮证、风痰哮证、虚哮证。哮病缓解期则以肺脾气虚、肺肾两虚为主。

二、辨治思路

梁直英教授认为，哮病的临证辨治思路应为辨病、辨证、辨合并症相结合。

（一）辨致病因素

梁直英教授认为哮病发作的主要内因是伏风与伏痰。其中，伏风是导致哮病发生、发展的重要病因。清代蒋宝素《问斋医案》云："肺有伏风，遇风则发，气喘不能平卧，喉间水鸡声……风伏于肺，液化为痰。"伏风既有伏邪的特性，如平素伏而不发，具有隐匿性，易受外邪引动，并且病程缠绵、反复发作等；又有风邪的特性，如风性主动，风盛则挛，易夹他邪，善行数变等。因此，治疗哮病时应审证求因，注意外风、内风同治。针对"伏风至哮"的患者，梁直英教授提出了祛风化痰、调肝息风的治哮之法。对于久治不愈者，梁直英教授在治疗时会根据临床表现加用虫类祛风药，如全蝎、蜈蚣、地龙、僵蚕等，以祛除络中之风邪。

伏痰是哮病的另一个主要致病因素，同时也是哮病的病理产物，哮病的形成及反复发作与伏痰有着密切关系。《症因脉治·哮病》亦指出："哮病之因，痰饮留伏，结成窠臼，潜伏于内，偶有七情之犯，饮食之伤，或外有时令之风寒束其肌表，则哮病之症作矣。"《景岳全书·喘促》曰："喘有夙根，遇寒即发，或遇劳即发者，亦名哮喘。"历代许多医家都提出了"伏痰致哮"的观点，这一观点在临床上也得到了各代医家的认可。痰浊内伏为哮病的宿根，痰浊停滞肺脏，伤及肺之阴阳，肺之外窍、腠理失其功能，卫外不固，人体失于防御，外邪乘虚而入，宿痰久留不去而引动外邪，导致痰动气血，肺失宣降，日久伤及正气，肺脏亏虚，累及脾、肾，邪盛袭内，引动体内浊邪，致使哮喘反复发作，迁延不愈。

（二）辨病位病性

哮病的病性为本虚标实，本虚在脏腑之气血阴阳，标实在痰浊水饮与血瘀。哮病的病位主要在肺，涉及脾、肾，脾为生痰之源，肺为贮痰之器，肾为生痰之本。痰主要是因肺不能布散津液，脾不能输化精微，肾不能蒸化水液，津液聚集而成的，痰内伏于肺，成为哮病发病的"夙根"。

肺具有宣发肃降、通调水道的功能，这些功能是保证人体津液正常输布的关键。若肺气虚弱，或肺受邪侵，宣发肃降和通调水道的功能失调，不能布散津液，则津液停滞为痰。

脾主运化、主升清。若脾气亏虚，运化功能失司，一则水湿失制，聚而成痰；二则不能布精于肺，下输水道，清气难升，浊气难降，聚集成痰；三则摄纳无权，中焦水液泛溢于上，变生为痰。正如李中梓《医宗必读》云："惟脾土虚湿，清者难升，浊者难降；留中滞膈，瘀而成痰。故治痰先补脾，脾复储运之常，而痰自化矣。"

肾为气化之本。若肾气不足，气化无力，则水液代谢失常，上泛成痰。

因此，哮病的发生、发展与肺、脾、肾三脏密切相关。哮病在疾病早期及发作期，病位以肺为主。若哮病长期反复发作，寒痰伤及脾肾之阳，热痰灼耗肺肾之阴，则可由实转虚，表现出肺、脾、肾等脏气虚弱之候。肺、脾、肾三脏可相互影响，相兼为病，表现为肺脾气虚或肺肾两虚之象。

此外，梁直英教授认为哮病的发病与肝也密切相关。肝经之支脉从肝分出，过横膈，向上流注于肺，与肺经相接。如果肝经有火，既可损肺金之水，又可灼肾中真阴，使肺气上逆而病发哮病。清代陈士铎在《辨证录》中说："人有七情气郁，结滞痰涎……上气喘急，此内伤外感兼而成之者也……吾治其肝胆，而内伤、外感俱皆愈也。益肝胆及阴阳之会，表里之间也，解其郁气而喘息可平矣。"因此，梁直英教授在治疗哮病中常用调肝之法，意在理肝气、平肝阳、清肝火、养肝阴，使肝体得养，肝用得畅，风火逆气不生，则无犯肺致哮之虞。

（三）辨哮病病证

哮病发作时以邪实为主，未发时以正虚为主。

寒邪侵袭，或素体阳虚，痰从寒化，喉中如水鸡声，喘憋气逆，痰色白、多泡沫，形寒怕冷，此为冷哮。

今人体质多火，痰热居多，且六淫之邪皆从火化；或外感风热之邪，喉中痰鸣如吼，气喘息粗，口渴喜饮，痰黏色黄，此为热哮。

痰浊伏肺，外感风邪，喉中痰涎壅盛，痰黏腻难出，起病多急，此为风痰哮。

病情反复，久病必瘀，瘀血阻络，肺气失宣，此为瘀哮。

发作迁延不愈，正气耗伤，喉中哮鸣如鼾，声低，咳痰无力，此为虚哮。

哮病未发时以正虚为主，应辨阴阳之偏虚。寒痰伤及脾肾之阳，热痰灼耗肺肾之阴，虚实互为因果。此外，应区别脏腑之所属，由于肺、脾、肾之间相互影响，可相兼为病，故要明确肺、脾、肾的主次。肺脾气虚之哮病，临床表现为喉中时有轻度哮鸣、气短声低、食少便溏；肺肾两虚之哮病，临床表现为气短息促、动则为甚、腰酸腿软。

（四）辨哮病合并症

1. 肺鼻同病

临床上，肺与鼻密切相关，"肺气通于鼻""鼻者，肺之所主"。鼻病多因肺，肺病亦多源鼻，肺鼻常同病。哮病患者多为过敏性体质，接触变应原后出现鼻痒、鼻塞、喷嚏等症状，与过敏性鼻炎发作时的症状一致。现代流行病学调查显示，哮病患者中同时患有过敏性鼻炎的比例为60%～78%。哮病与过敏性鼻炎除发病的病位不同外，其病因、病机等均相似，常被视为"同一气道的同一疾病"。因此，对明确合并有鼻部疾病的哮病患者运用"肺鼻同治法"进行联合治疗，不仅有益于两种疾病治疗的一致性和协同性，而且大大提高哮病的临床疗效，还能预防哮病的发作。

2. 肺胃同病

临床上发现，胃食管反流是诱发支气管哮喘发作、导致临床症状加重和难以控制的常见因素之一。胃食管反流是由于食管下段括约肌功能失调，导致胃十二指肠内容物反流入食管引起的一系列反酸、烧心等症状。哮病患者在临床上也常有嗳气、呕吐、吞酸等表现。

梁直英教授认为，胃食管反流引起哮病发作的基本病机为胃虚气逆、肺失清肃。肺以肃降为顺，胃以通为顺，以降为和。胃失和降导致肺失肃降，肺气上逆而为哮病。因此，对于哮病合并胃食管反流的患者，治疗时应"肺胃同治"，可选用和胃降逆法之代表方旋覆代赭汤，效如桴鼓。

三、辨治要点

（一）辨已发与未发

已发，即哮病发作期。患者主要表现为喉中哮鸣有声，呼吸气促困难，甚则喘息不能平卧等。

未发，即哮病缓解期。该阶段患者无典型症状，以肺、脾、肾的虚损症状为主要表现。

（二）辨虚实

发作期以邪实为主，当辨冷哮、热哮、风痰哮、瘀哮、虚哮，注意是否兼有表证。缓解期则以正虚为主，应辨脏腑、阴阳之偏虚，辨明肺、脾、肾之主次及相兼。此外，还需注意久病患者易虚实错杂，应结合症状辨别主次。

四、分证论治

(一) 发作期

1. 冷哮证

主症：呼吸急促，喉中哮鸣如水鸡声，胸膈满闷如塞，咳不甚，痰少，咳吐不爽，色白而多泡沫，口不渴或渴喜热饮，形寒畏冷，天冷或受寒易发，面色青晦。

舌脉：舌淡，苔白滑，脉弦紧或浮紧。

治法：宣肺散寒，化痰平喘。

方药：射干麻黄汤。

方中麻黄宣肺解表，平喘止咳；射干化痰利咽；"病痰饮者，当以温药和之"，故选用细辛、半夏温肺化饮降逆；五味子收敛肺气，使肺气宣降有序；紫菀、款冬花化痰止咳；大枣、甘草和中。

射干麻黄汤中，麻黄无桂枝相佐，祛寒解表之力减弱，故明显因受风寒而发病，形体壮实，中医所谓表实证者，可选用小青龙汤。若兼有喘息不能平卧，可加葶苈子、紫苏子降逆平喘；咳痰多者，可酌加杏仁、白前、陈皮等化痰利气。

2. 热哮证

主症：喉中痰鸣如吼，喘而气粗息涌，痰稠色黄，口渴喜饮，汗出，面赤，或有身热。

舌脉：舌红，苔黄腻，脉滑数或弦滑。

治法：清热宣肺，化痰定喘。

方药：定喘汤。

方中麻黄宣肺平喘；黄芩、桑白皮清热肃肺；杏仁、半夏、款冬花、紫苏子化痰降逆；白果敛肺，并防麻黄过于耗散；甘草和中。

饮盛而热轻，尤其外寒内饮而化热者，选用厚朴麻黄汤；饮轻而热重，选用越婢加半夏汤。肺热壅盛，痰多稠黄者，可合用苇茎汤；大便秘结者，可加枳实、冬瓜子、瓜蒌仁通腑利肺。

3. 风痰哮证

主症：喉中痰涎壅盛，声如拽锯，喘急胸满，但坐不得卧，咳痰黏腻难出，或为白色泡沫痰，起病多急。发病前自觉鼻、咽、眼、耳发痒，喷嚏，鼻塞，流涕，胸脘痞闷。

舌脉：舌胖大，苔厚浊，脉滑实。

治法：祛风涤痰，降气平喘。

方药：三子养亲汤。

方中用白芥子温肺利气涤痰；紫苏子、莱菔子、杏仁降气化痰，止咳平喘。风痰阻塞，痰浊蒙蔽清窍，引动肝风，主因在痰，故梁直英教授常佐以厚朴、半夏、陈皮降气化痰，茯苓健脾化痰，炙麻黄、防风、桂枝宣肺平喘，五味子敛肺降气，地龙、僵蚕祛风解痉。

发作前打喷嚏、鼻痒及感受外风表现甚者，加蝉蜕、薄荷、苍耳子、紫苏叶。若有内风见症，加僵蚕、钩藤、白芍。久治不愈者，可加用虫类祛风药，如全蝎、蜈蚣、地龙、僵蚕等。

4. 瘀哮证

主症：哮喘久发，反复缠绵不愈，喘急，胸闷胁痛，爪甲青紫，面色晦暗。

舌脉：舌暗，苔厚腻，兼有瘀斑，脉弦或沉涩。

治法：活血化瘀，降逆平喘。

方药：血府逐瘀汤。

方中桃仁、红花活血通络祛瘀；赤芍、川芎助君药活血祛瘀；牛膝活血通经；生地黄、当归养血益阴，清热活血；桔梗、枳壳、柴胡宽胸行气，理气行滞；桔梗并能载药上行，直达病处；甘草调和诸药。

瘀血阻络者，佐以丹参、三七、刘寄奴等；痰瘀互结者，佐以石菖蒲、全瓜蒌，或用温胆汤加减；腑气不通、腹胀便秘者，加枳实、厚朴、大黄通腑降气。

5. 虚哮证

主症：喉中哮鸣如鼾，声低，气短息促，动则喘甚，发作频繁，甚则持续哮喘，咳痰无力，痰涎清稀或质黏起沫，面色苍白。

舌脉：舌淡或偏红，苔白腻，脉沉细或细数。

治法：补肺纳肾，降气化痰。

方药：平喘固本汤。

方中党参、黄芪补益肺气；胡桃肉、沉香、紫河车、五味子、冬虫夏草补肾纳气；紫苏子、半夏、款冬花、陈皮降气化痰。

肾阳虚者，加附子、补骨脂；肺肾阴虚者，配沙参、麦冬、生地黄；痰气瘀阻、口唇青紫者，加桃仁、苏木。

(二) 缓解期

1. 肺脾气虚

主症：气短声低，喉中时有轻度哮鸣音，痰多、色白质稀，自汗，怕风，易感冒，倦怠无力，食少便溏。

舌脉：舌淡，苔白，脉细弱。

治法：健脾益气，补土生金。

方药：六君子汤。

方中党参、白术健脾益气；茯苓甘淡补脾；半夏、陈皮燥湿化痰；甘草补气调中。

表虚自汗者，加炙黄芪、浮小麦、防风、白术；怕冷、畏风者，加桂枝、白芍；痰多者，可与二陈汤合用。

2. 肺肾两虚

主症：气短息促，动则为甚，吸气不利，脑转耳鸣，腰酸腿软，不耐劳累。或五心烦热，颧红，口干；或畏寒肢冷，面色苍白。

舌脉：舌红，苔少，脉细数；或舌胖，苔淡白，脉沉细。

治法：补肺益肾。

方药：生脉地黄饮加减。

方中红参、麦冬、五味子补益肺之气阴；熟地黄、山茱萸补益肝肾；淮山药补肺脾肾之气阴；牡丹皮、泽泻、茯苓凉血降浊，利水渗湿，补中有泻。

肺气虚明显者，加黄芪、白术；肺阴虚明显者，加沙参、百合；肾阳虚明显者，加仙茅、淫羊藿、补骨脂、巴戟天；肾阴虚明显者，加生地黄、天冬；肾精亏虚者，加菟丝子、杜仲、肉苁蓉、紫河车、蛤蚧等补肾之品。

五、临床验案

验案举隅一

张某，女，33 岁。因喉中哮鸣有声 3 日就诊。患者 3 日前不慎感冒，咽痒、喷嚏，喉中哮鸣，夜间为甚，少咳，无痰。纳可，二便正常。舌淡红，苔薄白，脉浮。患者有哮喘病史，幼儿时期多发，成年后多年未发作，2 年前因住房装修开始反复出现喉中哮鸣。

西医诊断：支气管哮喘。

中医诊断：哮病。

辨证：冷哮。

治法：宣肺散寒，化痰平喘。

方药：射干麻黄汤加减。

射　干 15 g　　麻　黄 6 g　　　紫　菀 12 g　　款冬花 12 g

细　辛 5 g　　北杏仁 12 g　　前　胡 10 g　　地　龙 15 g

厚　朴 12 g　　白　芍 12 g　　甘　草 6 g

7 剂，水煎服，日 1 剂，早晚分服。

加服茶碱缓释片 2 粒，早晚餐前 1 小时，口服。

二诊： 患者夜间哮鸣症状缓解，无须加服茶碱缓释片，少咳，无痰，纳可，二便调，受凉后哮鸣易发作。舌淡，苔薄，脉缓。

射　干 15 g　　炙麻黄 5 g　　细　辛 3 g　　法半夏 12 g

五味子 12 g　　大　枣 15 g　　党　参 20 g　　山茱萸 15 g

巴戟天 15 g　　女贞子 15 g　　菟丝子 15 g　　当　归 12 g

淮山药 30 g

7 剂，水煎服，日 1 剂，早晚分服。

三诊： 患者咳喘症状好转，时有咽痒、口干，乏力好转。舌淡红，苔少，脉弦数。

太子参 15 g　　麦　冬 15 g　　五味子 12 g　　山茱萸 15 g

生地黄 15 g　　女贞子 15 g　　菟丝子 15 g　　熟地黄 15 g

淮山药 30 g　　牡丹皮 12 g　　泽　泻 12 g

7 剂，水煎服，日 1 剂，早晚分服。

四诊： 患者症状好转，效不更方，继续服上方，长期调理。

按　本案患者初起感受风寒，故急则治其标，用射干麻黄汤加减宣肺散寒，化痰平喘。随着表证的祛除，患者表现出气阴亏虚的本虚标实之证，故在射干麻黄汤的基础上加用补肾之品标本兼顾。后期患者以气阴亏虚的症状为主，故以六味地黄丸合生脉散作为收功之方，补益肾精，益气养阴，以巩固疗效，增强体质，减少哮喘的发作。

验案举隅二

孙某，男，42 岁。反复发作性喉间哮鸣 3 年，再发 1 周。患者儿时有哮喘发作史，近 3 年反复发作，1 周前再发，喉中哮鸣，日夜均作，时咳，无痰，纳可，二便正常。舌暗红，舌下脉络迂曲，苔少白，脉细涩。

西医诊断：支气管哮喘。

中医诊断：哮病。

辨证：瘀哮。

治法：活血化瘀，祛痰平喘。

方药：血府逐瘀汤加减。

柴　胡 10 g	桃　仁 10 g	红　花 10 g	枳　壳 10 g
川　芎 15 g	当归尾 5 g	赤　芍 15 g	炙甘草 6 g
桔　梗 10 g	刘寄奴 15 g	紫苏子 15 g	白芥子 10 g
莱菔子 10 g	款冬花 15 g		

5 剂，水煎服，日 1 剂，早晚分服。

复诊：患者哮喘症状缓解，舌淡暗，苔薄，脉细涩。继续间断服用上药，症状稳定。

按　本案患者哮喘反复发作，儿时有哮喘发作史，有家族史（姐姐亦有哮喘，一同来就诊，亦表现为舌暗红、苔白、脉细涩，姐姐还有痛经史，月经有血块）。患者素有瘀阻，舌暗红、舌下脉络迂曲、脉细涩示血络不通。气行则血行，血停则气滞，气滞则气机逆乱，气逆则引动伏痰，致气道痉挛而发哮病。血府逐瘀汤出自《医林改错》，功在活血化瘀，行气止痛。患者间断服用，血行气畅，则使症状缓解，病情保持稳定。

第七节　慢阻肺的中医辨治

慢阻肺是一种可以预防和治疗的疾病，以持续存在的气流受限为特点。受有害颗粒或气体的影响，肺部产生异常的炎症反应，从而导致气流受限。本病常呈进行性发展。本病不仅影响肺部，还可以引起显著的全身反应。慢阻肺急性加重期的发生及其合并症直接影响本病的严重程度。

慢阻肺急性加重期患者若表现为呼吸困难、咳嗽和（或）咳痰症状恶化、痰量增多且呈脓性痰或脓性黏液，发热等症状明显加重时，需要及时调整治疗方案。频繁发作的慢阻肺急性加重期可使患者的生存质量下降，肺功能进一步恶化，病死率上升。

慢阻肺属于中医"咳嗽""喘证""肺胀""痰饮"等范畴。肺肾气虚是本病的根本病机。外邪、痰饮、瘀血导致肺气壅阻，最终形成了寒热错杂、虚实共存的证候，故本病属本虚标实。

一、慢阻肺稳定期的治疗

慢阻肺稳定期的主要病机为肺虚日久，累及脾肾，其主要病理因素为痰浊、水饮及瘀血。治疗上以温肺、健脾、补肾及祛饮化瘀为法。慢阻肺患者在此期如果能够积极治疗，可以有效改善病情，增强体质，使正气恢复，从而减少急性加重期发作的次数。

（一）肺虚证的治疗

1. 补肺益气

肺气虚寒是慢阻肺的基本病机。久咳久喘必损耗肺气，肺气虚弱，故气短不足以息。肺主皮毛，温煦卫气，肺卫不固则易受风寒侵袭。反复感邪，肺气进一步受损，导致宗气不足，真气虚衰。治以补肺益气，方用补肺汤合升陷汤加减，亦可选用黄芪建中汤、保元汤、补中益气汤等。用药方面，黄芪为填补大气之要药。升麻、柴胡能升阳举陷，柴胡为少阳之药，引大气下陷者自左上升；升麻为阳明之药，引大气下陷者自右上升。当归补血活血，与黄芪相配，补益气血，血为气之母，助气之生生不息。以上各药合用，共奏补肺益气、升阳举陷之功。

2. 温肺化饮

久咳久喘，肺气虚弱，也是形成水饮的直接原因。肺对水的调节主要依靠肺之宣发肃降功能，肺气虚衰，肺失宣肃，不能通调水道，水液停蓄而成水饮之证。治以温肺化饮，方用苓桂术甘汤加减，亦可选用生脉散合甘草干姜汤、玉屏风散合甘草干姜汤等。

（二）脾虚证的治疗

自古认为"有一分胃气，就有一分生机"。故在慢阻肺的治疗过程中，健脾法应贯彻始终。培土以生金，脾气健则肺气充，卫气固而邪难侵。脾为生痰之源，益气健脾，则痰饮化生无源。脾胃为气机升降之枢纽，可升阳举陷，故脾气充，则肺气不陷。脾为生化之源，脾气健，则气血充足，脏腑得以荣养，阴阳得以协调。脾主肌肉，健脾可防止呼吸肌疲劳和萎缩。方用陈夏六君子汤合三子养亲汤加减。伴有肾虚者，可用金水六君煎。用药方面，常用温阳健脾的人参、山药、白术、苍术、炙甘草、干姜等，淡渗健脾的黄芪、茯苓、薏苡仁、白扁豆、大枣等，滋养脾阴的石斛、百合、沙参、玉竹等。

（三）肾虚证的治疗

久病伤肾，肺肾同主呼吸，肺气虚衰必累及于肾。临床中，慢阻肺患者均有肾虚表现，如动则喘甚、面色黧黑等。痰饮之形成，亦与肾阳虚衰有关。治以补肾纳气，方用参蛤散及人参胡桃汤，亦可选用左归丸、右归丸、金匮肾气丸等。用药方面，补肾多选鹿茸或鹿角胶、紫河车、冬虫夏草、巴戟天、淫羊藿、菟丝子、补骨脂等，纳气多选紫石英、代赭石、沉香、降香等。

（四）痰瘀互结证的治疗

《灵枢·刺节真邪》云："宗气不下，脉中之血，凝而留止。"说明宗气不足，则鼓动血脉无力，渐成血瘀之证。血瘀形成的另一个原因是痰浊、水饮遏闭胸肺气机，气滞则血瘀。慢阻肺的病程越长，则血瘀证越明显，正如朱丹溪所云："肺胀而嗽，或左或右不得眠，此痰夹瘀血碍气而病。"因此活血化痰法应贯穿慢阻肺之痰瘀互结证治疗的全过程。需要注意的是，活血化瘀法容易伤正，应配合扶正法使用。方用代抵当丸或血府逐瘀汤。用药方面，可用桃仁、红花、当归、川芎、丹参等。

验案举隅

李某，女，52 岁。反复咳嗽、咳痰 5 年余，每于冬季多发。2000年 11 月因天气寒凉，咳嗽、咳痰加重，痰多质黏，易咳出，口淡，倦怠乏力，纳呆，大便溏。舌体胖、质淡红、边有齿痕，苔白，脉缓。

西医诊断：慢阻肺稳定期。

中医诊断：肺胀。

辨证：肺脾气虚，痰湿内阻。

治法：健脾补肺，化痰止咳。

方药：四君子汤合二陈汤加减。

| 干　姜6 g | 细　辛3 g | 法半夏12 g | 五味子5 g |

党　参20 g　　白　术10 g　　陈　皮6 g　　茯　苓20 g

紫　菀15 g　　款冬花15 g　　桔　梗10 g　　甘　草5 g

7剂，水煎服，日1剂，早晚分服。

复诊：服药7剂后，患者诉痰少咳减，纳可，大便正常，精神好转，舌淡红，苔白，脉缓，改用香砂六君子汤加减，7剂，水煎服，日1剂。

服药后咳痰消失，病情稳定。

按　患者久病肺虚，属肺虚脾湿型咳喘，多因痰饮内伏，感寒而发。《金匮要略》云："病痰饮者，当以温药和之。"故治疗宜温化痰饮，后期则重视温中、健脾、补肺，以善其后。

二、慢阻肺急性加重期的治疗

慢阻肺急性加重常因感冒受凉引起。治疗常以寒热为纲，辨证施治，以尽快恢复到本病急性加重期前的状态。

（一）寒证

内有痰饮、外感风寒是本病常见的致病因素。症见咳嗽、痰白清稀或带泡沫，或有恶寒发热、身疼腰痛，甚者喘息不能平卧，舌淡，苔白滑，脉浮弦。该证常见于慢阻肺急性加重期之初期，寒证未化热。治宜散寒宣肺、降气化痰，方用小青龙汤加减，可酌情加入杏仁、前胡、百部。

病史较长、平素肺脾肾阳虚较著者，可用麻黄附子细辛汤加减；哮鸣音明显者，可以合用射干麻黄汤；痰量较多，或稠黏如胶者，若仅用贝母、半夏、天南星之类不能取效，则可用皂荚子、化橘红；喘甚、不能深吸气者，可加鹅管石温肾纳气，或改用苏子降气汤；咳痰开始变黄者，为"饮从热化"，治宜温清并用，可用小青龙加石膏汤或越婢加半夏汤；饮热之症见烦躁（心烦）、口渴、舌红而苔水滑者，也可选用定喘汤。

验案举隅

蔡某，男，53岁。反复咳喘10余年，加重1周。患者咳喘10余年，冬重夏轻，经多家医院诊断为慢阻肺。此次症状加重1周，经西药治疗症状缓解不明显，遂来就诊。就诊时患者气喘、憋闷、耸肩提肚，咳吐稀白之痰，夜间加重，不能平卧，晨起则吐痰盈杯，背部恶寒，面色黧黑。舌淡，苔水滑，脉弦、寸有滑象。

西医诊断：慢阻肺急性加重期。

中医诊断：肺胀。

辨证：寒饮伏肺。

治法：温肺化饮，止咳平喘。

方药：小青龙汤加减。

| 麻　黄 9 g | 桂　枝 10 g | 五味子 9 g | 细　辛 6 g |
| 法半夏 10 g | 白　芍 10 g | 干　姜 5 g | 炙甘草 6 g |

7剂，水煎服，日1剂，早晚分服。

复诊：服药7剂后，患者咳喘症状改善，吐痰减少，夜能卧寐，胸中觉畅，后以《金匮要略》之苓桂五味甘草汤加杏仁、法半夏、干姜，正邪兼顾，稳定病情。

按　小青龙汤是治疗寒饮咳喘的经典方，张仲景用它治疗"伤寒表不解，心下有水气"，以及"咳逆倚息不得卧"等支饮为患。本案患者咳喘吐痰，痰质清稀，背部恶寒，舌苔水滑，为寒饮内伏于肺，肺失宣降之征。方中麻黄、桂枝发散寒邪，兼以平喘；干姜、细辛温肺胃，化水饮；五味子敛肺气，法半夏化痰降气，芍药养阴血以护肝，共为麻黄、桂枝、细辛三药之监，使三药去邪而不伤正；炙甘草益气和中，调和诸药。服用本方可使寒邪散，水饮去，肺气通畅则咳喘自平。

（二）热证

本证属中医痰热阻肺证候，常见于慢阻肺合并肺部感染者。症见咳嗽，喘促，痰黄稠黏，咳痰不爽，伴口干或发热，便秘尿赤，口唇发绀，舌红或紫暗，苔黄或黄腻，脉弦滑数等。治宜清肺化痰、肃肺平喘，方选麻杏石甘汤合苇茎汤加减，常加入黄芩、桑白皮、桔梗、鱼腥草等。因种种原因无法使用麻黄时，可选苇茎汤加厚朴、杏仁、半夏、贝母、败酱草等。咳嗽较剧而痰黏难出者，可配伍黛蛤散；痰黄黏稠者，加海浮石、寒水石、贝母、竹沥等；痰壅气憋者，加葶苈子、全瓜蒌等；大便秘结者，加大黄；小便不利者，加白茅根。

若热毒炽盛，则症见咳嗽频剧，喘急，发热，咳痰黄稠或黄绿、带腥臭味，胸闷气憋，口唇舌发绀，苔黄、微腻，脉滑数疾等。治宜清热解毒、涤痰平喘，方选五味消毒饮加涤痰清肺之品，如金银花、野菊花、蒲公英、紫花地丁、青天葵、鱼腥草、黄芩、海浮石、蛤粉等。痰壅气憋及胸闷痛著者，加瓜蒌、葶苈子、枳实等宽胸降气；大便秘结者，加大黄；口干舌燥者，加芦根、天花粉、知母生津润肺。慢阻肺之胸痛主要是因为阴浊邪气（痰浊寒饮）闭阻胸阳，胸痹成病，肺气失展，胸阳失之温煦，遂致气化障碍，又生痰饮，痰饮与胸痹互为因果，故病情缠绵难愈。治当通阳宣痹、理气化痰，方拟瓜蒌薤白半夏汤加减。若气郁化热或痰从火化，或血瘀明显，此方须加减出入，灵活运用。

（三）寒热未化证

本证寒热征象均不明显，以气虚痰实、本虚标实为见症。患者常表现为肺肾阴虚之症或上实下虚之症。肺肾阴虚者症见胸闷气喘，咳嗽气促痰鸣，稍动则喘促更甚，身热，咽喉干燥，心烦口渴，舌干，少苔，脉细数或虚大而数等。治当以清热化痰、益气养阴为法，方拟清燥救肺汤加减。上实下虚者症见胸满，咳嗽痰多、色白黏腻或呈泡沫状，短气喘息、稍劳即著，脘腹胀，纳呆，舌淡暗，苔浊腻，脉滑等。治当以健脾益肺、化痰降逆为法，方拟苏子降气汤加减。

若痰浊壅盛，气喘难平者，加葶苈子、杏仁；纳呆者，加瓜蒌皮、炒枳实、法半夏；纳差、便溏、气短乏力者，加党参、黄芪、茯苓、甘草；口唇青紫、舌紫暗者，多为血瘀证，选加丹参、桃仁、红花、赤芍、水蛭，或合用桂枝茯苓丸等。另外，结合西医学理论，发绀明显者多为缺氧，需吸氧气；部分缘于心脏泵血功能衰竭或血液循环衰竭的患者，非一般活血化瘀药所能救治，应予参附汤等益气回阳之方药。呼吸衰竭、心力衰竭或循环衰竭三种情况可能随时夺走患者的生命，应发挥中西医各自的优势，积极抢救。

验案举隅

朱某，男，65 岁。反复咳嗽、咳痰 30 余年，加重 5 日。30 余年来，咳喘时轻时重，近 5 日因感冒而引发咳喘症状加重，痰多、色黄质黏，难以咳出，胸中灼热发闷，多汗，尿黄，大便干。舌红，苔薄黄，脉弦滑。

西医诊断：慢阻肺急性加重期。

中医诊断：肺胀。

辨证：痰热壅肺，肺脾气虚。

治法：清肺化痰，止咳平喘。

方药：清金化痰汤加减。

黄　芩 10 g　　桑白皮 10 g　　瓜　蒌 30 g　　浙贝母 10 g

竹　茹 6 g　　杏　仁 10 g　　法半夏 10 g　　紫　菀 10 g

茯　苓 20 g

7 剂，水煎服，日 1 剂，早晚分服。

忌食辛辣油腻。

复诊：服药 7 剂后，患者痰少，喘止，咳减，仍胸闷、大便干，又见头痛、头晕。治宜清热化痰、宽胸止咳，兼以平肝，故去桑白皮，加菊花 10 g、刺蒺藜 10 g、生牡蛎 30 g（先煎，打碎）。

继续服用 7 剂，诸症基本消退。

按　本案患者咳嗽、咳痰多年，咳喘时轻时重。初诊时患者咳喘痰多、色黄质黏，胸闷，胸中烦热，尿黄，便干，此为痰热壅肺、肺失清肃之征。方中桑白皮、黄芩、浙贝母、瓜蒌、竹茹、杏仁、紫菀、法半夏等清肺化痰，止咳平喘；茯苓健脾化痰。其中瓜蒌、杏仁又能宽胸润肠。复诊时患者痰少、喘止、咳减，但仍胸闷、便干，又见头痛、头晕，此为痰热未清兼肝阳偏亢，故治疗以初诊处方佐以刺蒺藜、菊花、生牡蛎平抑肝阳，如此主症、兼症并治，取效迅捷。

第八节　慢性肺心病的中医辨治

慢性肺心病是由于支气管、肺组织、胸廓或肺血管的慢性病变引起肺血管阻力增高，导致肺动脉高压和右心室肥大，伴或不伴右心衰竭的一类疾病。临床上主要表现为呼吸衰竭、心力衰竭及其他脏器受累，如呼吸困难、唇甲发绀、水肿、肝脾肿大、颈静脉怒张等。

肺心病属于中医"喘证""肺胀""痰饮"范畴。中医以"急则治其标，缓则治其本"为治疗原则，急性发作期以祛邪为主，常用治法为疏风散寒、宣肺达邪，或化痰醒窍，或清热化痰，或清热解毒，或通腑泻热，或温阳利水、补肾纳气等。病情危重时，常采用中西医结合治疗。缓解期则以补肺、脾、肾为主。

因不同肺心病患者的临床表现不同，故治疗上针对不同情况，中医诊治的理法方药也有所不同，下面分别论述之。

一、以咳、痰、喘、发热症状加重为要点进行辨证论治

本病常由外邪诱发，具体可参考慢阻肺急性加重期的治疗方案，辨证常以寒热为纲，从表里虚实论治。本病属本虚标实，病程较长，辨证以脏腑辨治为要，标本兼治。

二、以并发症心力衰竭为要点进行辨证论治

（一）寒证

此证无发热，以下肢水肿为主要症状，伴心悸气短，不能平卧，口唇发绀，肝脾肿大，四肢不温，或大便溏稀。舌体胖大、质淡，苔白滑，脉沉微或结代，即西医所说的肺心病右心功能不全。治以温阳利水、益气健脾，方选真武汤合苓桂术甘汤加减。痰多者，加半夏；脉结代者，加炙甘草、苦参等。

（二）热证

此证即肺心病并发心力衰竭的急性加重期之热证或热毒证，伴下肢水肿，心悸，不能平卧，口唇发绀。舌体胖大、质红，苔黄腻，脉数而无力，或结代等。治以清肺、利水、活血，方用麻杏石甘汤合苇茎汤加减，或五味消毒饮加涤痰清痰之方药，再辅以利水和活血之药，如大腹皮、桑白皮、茯苓皮、陈皮、丹参、川芎、赤芍等。若肺部感染控制后，心肺功能未复，可出现饮郁化热证，此时可选用木防己汤（防己、石膏、桂枝、人参）。《金匮要略》所载"膈间支饮，其人喘满，心下痞坚，面色黧黑，其脉沉紧"，与西医的右心功能不全相符。木防己汤证可见舌深红或瘀红，服药后饮热一去，舌色可转淡。

三、以并发症肺性脑病为要点进行辨证论治

因痰浊阻肺，蒙蔽心窍者，临床表现为神昏谵语，甚至昏迷，呼吸急促，喉中痰声辘辘，汗出如油，口唇青紫。舌下静脉曲张，舌苔

浊腻，脉弦滑数。治以涤痰醒脑开窍，方选涤痰汤加减。葶苈子泻肺祛痰，喉中痰声辘辘，呼吸急促时加用。可配合使用安宫牛黄丸，静脉点滴清开灵或醒脑静注射液。若见大便秘结，痰黄稠不易咳出，或伴发热，汗出，舌苔黄腻且有燥化乏津，脉滑数者，治以清热通腑、化痰开窍，方选大承气汤、小承气汤，加入黄芩、栀子、鱼腥草、竹沥水、金银花、赤芍、丹参等。严重者（中医称肺气衰绝证，又称肺气虚竭证），是气失所主，升降出入气机欲绝之证候。临床表现为喘息鼻张，呼吸微弱，气不得续，或时断时续，额汗如珠，怯寒肢冷，皮毛干枯，面色㿠白或紫暗，口唇发绀。舌淡白或青紫，脉微弱或浮数而散。

四、以并发症呼吸衰竭为要点进行辨证论治

唐代孙思邈《备急千金要方》谓"口张但气出而不还"，乃是"肺绝，三日死"。肺绝的特征为"汗出发润"，急当益气固脱，可用独参汤、参附汤、参蛤散等急煎灌服。若因肺阴虚损，阴损及阳，阳竭气脱，而兼见面赤口干，烦躁不宁，脉细弱无力，急当益气养阴固脱，可用大剂量生脉散，随煎随服。或肺气欲脱，而兼见痰壅气阻，痰稠量多，喉间痰鸣，用生脉散的同时可合用葶苈大枣泻肺汤以化痰。

验案举隅

陶某，男，60岁。患有慢性支气管炎、肺气肿、慢性肺心病10余年，每遇天气变化则作，入院时患者面色黯滞，唇及四肢发绀，咳嗽气促，心悸，坐卧不宁，肢冷。舌色紫暗，苔白而灰糙。

西医诊断：慢阻肺，慢性肺心病（失代偿期）。

中医诊断：喘脱。

辨证：阴虚于里，阳气欲脱。

治法：回阳救逆。

方药：四逆汤加减。

西洋参 30 g　　附　子 10 g　　干　姜 10 g　　炙甘草 6 g

3 剂，水煎服，日 1 剂，早晚分服。

复诊：服药 3 剂后，患者两唇发绀已瘥，咳嗽气急亦缓，肢端仍发绀，便溏，尿少，脉沉细。考虑患者脾肾阳虚未复，故仍予以上方，加熟附子 15 g、西洋参 30 g。

服药 3 剂后，患者面色转润，气平，肢暖，二便正常。

按　本案慢性肺心病患者虽为外邪引发喘脱之险，但体温不升，外无表证可见，也无痰热交阻，属久病精气虚于内、阳气脱于外之候，故此时无须宣肺，急需益气、温里、回阳。服药 6 剂之后，症状好转，可加用肉豆蔻、肉桂、沉香，以温里、回阳、纳气而收功。

第九节 肺结核的中医辨治

结核病是由结核分枝杆菌引起的一种慢性感染性疾病，可侵袭肺及肺外许多脏器和组织。肺结核是结核分枝杆菌引起的慢性肺部感染性疾病。其中痰中排菌者称为传染性肺结核。肺结核占各器官结核病总数的80%～90%。

中医称肺结核为"肺痨"，"肺痨"这一名词虽出现于晚清，但中医对于肺结核的认识却远远早于晚清。早在2 000多年前，《黄帝内经》等中医学古籍便将肺结核归于"虚损""虚劳"一类病证进行讨论。中医认为，肺结核的病理性质为阴虚，其病因可分为内因和外因，其中内因是指内伤体虚、气血不足、阴精耗损，外因是指痨虫传染。

梁直英教授认为，肺结核的病性总归于虚，辨证时，当首辨气、血、阴、阳之虚损，归纳起来即包括气虚、阴虚、气阴两虚、阴阳两虚，其中阴虚者又当分阴伤及阴虚火旺两端。病位在肺，但多累及脾、肾，同时也可涉及肝和心。其次，当辨病情轻重及证候顺逆。在治疗上，西医已有规范的抗结核治疗，患者当遵守国家卫生法规，到规定的防治结核的医疗机构，接受正规的抗结核治疗和必需的隔离措施。

在本病治疗过程中，中医药也发挥了重大的作用。患者在接受规范的西药抗结核治疗时，如果其潮热、盗汗、纳差、消瘦等症状较为严重，可兼用中医药，若通过中医药治疗后，患者胃纳增加、睡眠良好，这是发挥了中医药改善体质、提高疗效的优势。抗结核治疗可能出现肝肾或听神经损害，肝功能严重损害者必须中断抗结核药的应用，可改用中医药，中医药的介入可以减轻抗结核药的毒副反应。此外，全球结核菌耐药情况日渐严重，有专家发出警告，在不久的将来，目前的抗结核药可能对结核菌全部失效，"白色瘟疫"可能会再度蔓延。因此，中医药治疗肺结核仍有现实意义。

诚然在中国漫长的历史中，虽然有中医药的存在，但仍有许多患者死于肺结核，很大一部分原因是，某些医者或患者满足于症状改善，过早停止治疗，不知道痨虫要彻底杀灭才能停药。清代名医唐容川应用中药治愈妊娠期肺痨咯血，使患者顺利足月分娩，即便是现代，也不容易做到。

肺结核的治疗当从补虚培元及杀痨虫两方面着手，中医的优势表现为二者的结合，又偏重于补虚培元。

一、初期——阴虚为主

痨虫内侵，脏腑受袭，肺首当其冲，且以阴伤为主；肺肾金水相生，部分患者素体阴亏或感邪较重，可耗伤肾阴，真阴亏损，则为阴虚火旺之证；故辨证上应注意是否已伤及真阴，治疗上以养阴为主，又根据病位分为养阴润肺化痰及补肺益肾降火二法。

（一）肺阴亏虚

痨虫蚀肺，肺阴亏虚，肺气失于肃降则气逆而咳、咳声短促，津伤肺燥则口干咽燥、干咳少痰，若伤及肺络，络损血溢则见痰中带血，血色鲜红，偶可有胸闷隐痛。若阴虚生内热，则可见皮肤干热或五心烦热、舌红、苔少或薄、脉细或细数。

治疗上当以滋阴润肺配合清热杀虫为法，方以月华丸加减。方中沙参、麦冬、天冬、生地黄及熟地黄归于肺、胃、肾经，共奏养阴润燥之功；桑叶、菊花疏散肺热；百部、獭肝及川贝母润肺止咳，其中百部更有杀虫功效；阿胶养血止血，三七活血止血，又合茯苓、山药二味以健脾益气。

此外，病情较轻者，亦可以沙参麦冬汤为主方，配合杀虫解毒药治疗。沙参麦冬汤中沙参、麦冬合玉竹养阴润肺；天花粉润燥生津，使津液上承；白扁豆健运中焦以资气血生化之源；桑叶疏解肺热；甘草既能清热解毒，又能调和诸药。在此方的基础上，可加用百部、猫爪草等清热解毒杀虫之品。

（二）阴虚火旺

部分患者素体阴虚阳亢，或病情较重，不仅耗伤肺阴，更损及肾阴，真阴亏损，虚火上亢则成阴虚火旺之证，虚火灼肺的症状更为严重。肺阴亏耗，肺阴不足，失于润降，则见咳呛气急，痰少质黏；肺络为虚火灼伤，则见反复咯血，量多色鲜。肾阴亏虚，阴虚火旺，则见五心烦热，颧红，心烦口渴，急躁易怒，骨蒸潮热，盗汗量多；营血亏虚，形体失于濡养，则日渐消瘦。更有甚者，相火妄动，男子可出现梦遗，女子可出现月经不调。

治疗上可予百合固金汤合秦艽鳖甲散加减，以补肺益肾，滋阴降火。百合固金汤中百合味甘性平，归心、肺经，清润而不腻，具有敛肺之力，可润肺止咳，清心安神；生地黄、熟地黄、玄参、麦冬四味药可滋养肺肾之阴；当归合白芍养血柔肝；桔梗、甘草、川贝母清热解毒利咽。诸药合用，共奏润肺止咳之功。秦艽鳖甲散中秦艽、柴胡、青蒿合地骨皮可清解虚热；鳖甲、知母滋阴养血清热；乌梅敛阴止汗。两方合用，滋养肺肾阴血之余，又能退热除蒸。

此外，治疗上亦可以麦味地黄丸为主方，酌加当归、鳖甲、青蒿等滋阴养血除蒸之品。

二、迁延期——耗伤肺脾之气，或成气阴两虚之证

肺阴亏虚或阴虚火旺者，日久失治，可耗伤肺气，肺气亏虚又多累及脾气，终致肺脾气虚。治疗上可以补气养阴兼清虚热为法，以保真汤为主方加减，方中党参、黄芪、白术、茯苓及甘草健脾益气，寓有培土生金之意；厚朴、陈皮理气运脾，使补而不滞；又以天冬、麦冬、生地黄、熟地黄育阴养荣，填精补血；当归、白芍养血柔肝；地骨皮、知母、黄柏及柴胡清解虚热。若患者脘腹痞满、大便溏薄等脾气亏虚症状较重，当去生地黄、熟地黄等滋腻之品，并酌加白扁豆、山药等淡渗健脾之品。

三、后期——久病阴伤及阳，阴阳两虚

久病及肾，多见真阴耗伤，若失治、误治，阴损及阳，可导致阴阳两虚。治疗上当以滋阴清热、补肺益肾之河车大造丸为主方，酌情加入健脾益气之品以防滋腻。河车大造丸中紫河车益气养血填精；天冬、麦冬及熟地黄滋养肺肾阴精；杜仲、牛膝引火归原；黄柏清解虚热，再配合龟甲等血肉有情之品，补益精血而不滋腻。此外，尚可酌加山药、莲子肉、砂仁等健脾助运之品。

四、老年性肺痨，以肺脾气虚证多见

年老患者体质虚弱，抵抗力不足，感染肺结核后可能没有阴虚潮热、咳嗽、咯血等明显表现，而以疲倦乏力、身体消瘦、纳差食少等肺脾气虚的表现为主，治疗上当以补肺健脾益气为法，适量佐以清热杀虫之品。方选用清燥救肺汤加减，以健脾益肺，培土生金。

五、治疗结核性胸膜炎，当以活血化瘀利水为法

结核性胸膜炎属于中医"悬饮""咳嗽""胁痛"等范畴，中医认为本病病机为水瘀互结，正气亏虚或者气机不利，致络气不和，脉络痹阻，水饮与瘀滞互为因果。本病无论何证均见胸闷、气短、胸痛，在胸腔积液减少、诸症减轻之时胸痛尤为突出，多为胁肋、腋下固定、针刺样疼痛，呼吸及转侧时加重，迁延不愈，中医认为此为血瘀内结或者癥积，因此在辨证施治时往往在原辨证基础上加用活血化瘀药，方用葶苈大枣泻肺汤宣肺逐饮，止咳通络，再加用丹参、桃仁、红花、三七以活血化瘀。

验案举隅

张某，女，36 岁。右胁肋部反复疼痛半年。半年前无明显诱因出现右胁肋部疼痛，用力呼吸时尤甚，疼痛每于月经后 1 周出现，持续至下一次月经开始时结束，伴轻微气促，咳少量白黏痰，无发热恶寒。舌淡，苔薄白，脉弦细。既往接受多次子宫肌瘤切除术治疗，门诊数字 X 射线摄影（DR）示右侧胸腔少量积液。

西医诊断：右侧结核性胸膜炎。

中医诊断：悬饮。

辨证：饮停胸胁。

治法：宣肺利水，活血化瘀。

方药：葶苈大枣泻肺汤合桂枝茯苓丸加减。

葶苈子 15 g　　黑 枣 10 g　　茯 苓 20 g　　猪 苓 20 g
泽 泻 10 g　　桂 枝 10 g　　甘 草 6 g　　枳 壳 10 g
郁 金 15 g　　牡丹皮 15 g　　桃 仁 10 g　　大腹皮 15 g
6 剂，水煎服，日 1 剂，早晚分服。

复诊：服上方 6 剂，并配合抗结核化疗后，患者右胁肋部仍疼

痛，但已无气喘气促及咳嗽、咳痰。

后继续服中药配合规范的抗结核化疗，症状明显缓解，结核性胸膜炎治愈。

按 本案患者既往多次接受手术治疗，耗伤气阴，复又感染痨虫致病，脉络受损，血溢络外，化为瘀血，瘀血与邪相结，阻于脉络，不通则痛，故见胁肋疼痛；肺阴亏虚，失于润降，则见轻微气促，咳痰量少质黏；行经时耗伤阴血，导致平素阴血亏虚严重，症状明显。治以葶苈大枣泻肺汤宣肺利水，配合桂枝茯苓丸中牡丹皮、桃仁、郁金等行气活血化瘀之品，化瘀通络，则胁痛可缓解，诸症得减。患者又配合规范的抗结核化疗，故可取得良好疗效。

六、肺结核的中医药食调治

肺结核患者平素可适量进食甲鱼、雌鸡、老鸭、牛乳、羊乳、蜂蜜、银耳、百合、山药、藕、枇杷之类，忌温燥辛辣之物。常用药膳列举如下。

（一）银耳羹

材料：银耳 5 g，鸡蛋 1 个，冰糖 60 g，猪油适量。

烹饪方法：银耳提前泡发好，煮熟备用，锅中加适量水煮沸，鸡蛋取蛋清，将蛋清打散放入锅中，同时加冰糖、银耳，搅匀，起锅，加少许猪油即成，每日酌量食用。

（二）莲子百合炖瘦肉

材料：莲子（去心）、百合各 30 g，瘦猪肉 200～250 g。

烹饪方法：三物洗净，隔水炖熟，加盐、味精调服，每日酌量食用。

（三）党参百合猪肺汤

材料：党参 15 g，百合 30 g，猪肺 250 g。

烹饪方法：三物加水适量，文火煮，熟后调味，饮汤食猪肺，分 2 次服，每日 1 次，连服 15～20 天。

（四）黄精膏

材料：黄精 2 500 g。

制作方法：水煎浓缩收膏，口服，每日 4 次，每次 10 ml。

（五）薏米粥

材料：糙糯米、薏苡仁各 30 g，红枣 8 枚。

烹饪方法：共同煮粥，常食。

（六）海参粥

材料：海参适量，粳米或糯米 100 g。

烹饪方法：海参泡发好，剖洗干净，切片后与米一同煮成粥，常食。

第十节 肺脓肿的中医辨治

肺脓肿是因感染导致肺组织坏死而形成的脓腔。起病急骤，临床上以高热、咳嗽和咳吐大量脓臭痰为主要症状。致病菌多为化脓性细菌，少部分为真菌、寄生虫等。根据感染途径，可分为原发性肺脓肿、继发性肺脓肿和血源性肺脓肿。

肺脓肿属于中医"肺痈"范畴。本病病位在肺。风热犯肺，痰热素盛，邪阻肺络，血滞为瘀，痰瘀互结，蕴酿成痈，血败肉腐化脓引发本病。因抗菌药物的广泛使用，本病的发病率已明显降低。临床上，为提高疗效，缩短病程，改善预后，常采用中西医结合的方法治疗肺脓肿。

一、分期论治

清热解毒、化瘀排脓为肺脓肿的治疗大法。清热解毒法适用于疾病的全过程，根据不同阶段的证候表现，分别配合解表、化瘀、排脓及益气养阴等治法。临证分初期、成痈期、溃脓期及恢复期四期论治。

（一）初期

主症：恶寒发热，咳嗽，咳白色黏痰，痰量由少渐多，晨时尤甚，呼吸不利，口干鼻燥。

舌脉：舌红，苔薄黄或薄白，脉浮数而滑。

治法：疏风宣肺，清热解毒。

方药：银翘散加减。

方中金银花、连翘清热解毒，辛凉透表，为君药，用量宜大；薄荷、荆芥辛凉解表；桔梗、杏仁、甘草、牛蒡子宣肺利咽，化痰止咳；竹叶、芦根、白茅根清热除烦，润肺生津。

热势较重者，加黄芩、柴胡、鱼腥草以加强清热解毒的作用；咳痰量多者，加瓜蒌、贝母化痰止咳；胸痛甚者，加郁金、桃仁化瘀通络止痛。

（二）成痈期

主症：振寒壮热，汗出烦躁，胸满疼痛，转侧不利，咳嗽气急，咳吐黄绿色浊痰，自觉喉间有腥味，口干舌燥。

舌脉：舌红，苔黄腻，脉滑数。

治法：化瘀消痈，清热解毒。

方药：苇茎汤加味。

方中芦根、薏苡仁、冬瓜子清热利湿，化痰排脓；桔梗、杏仁宣肺止咳化痰；金银花、连翘、黄芩、黄连清热解毒凉血；桃仁化瘀散结消痈。

热毒内盛、高热不退者，加鱼腥草、蒲公英清热凉血解毒；胸闷喘满、咳痰量多者，加瓜蒌、桑白皮、葶苈子泻肺化痰；胸痛甚者，加枳壳、郁金、延胡索、丹参化瘀止痛；便秘者，加大黄、枳实清热通腑；伴咯血者，去桃仁，加牡丹皮、三七粉凉血止血。

（三）溃脓期

主症：咳吐大量脓血痰或痰如米粥，腥臭异常甚或咯血，胸中胀满作痛，气急不能平卧，身热，面赤，烦渴喜饮。

舌脉：舌红，苔黄腻，脉滑数或数实。

治法：清热解毒，化痰排脓。

方药：桔梗汤合苇茎汤加减。

方中桔梗、芦根、白茅根消痈排脓，清热宣肺；贝母、陈皮、薏苡仁、冬瓜子、甘草清肺化痰止咳；葶苈子泄肺祛痰，利水逐饮；金银花清热解毒；白及止血消肿，桃仁化瘀止咳。

胸闷气短、无力咳痰者，加生黄芪益气扶正，托毒排脓；便秘者，加生大黄泻热通腑；咯血量多者，加藕节、牡丹皮、生地黄、侧柏叶凉血止血。

（四）恢复期

主症：身热，咳嗽渐轻，咳吐脓痰渐少，臭味渐无，精神、食欲渐佳。或咳嗽、咳吐脓痰日久不净，或脓痰一度清稀又复转臭浊，病情迁延，渐出现气短、盗汗、潮热、消瘦。

舌脉：舌红，苔薄，脉细数无力。

治法：清热养阴，益气补肺。

方药：沙参清肺汤加减。

方中生黄芪、沙参、麦冬、白及益气养阴，补虚生肌；薏苡仁、冬瓜子、桔梗、甘草清热宣肺，利湿化痰。

若气虚明显者，加太子参，重用黄芪补气生肌；血虚者，加当归养血和络；阴虚重者，加玉竹养阴润肺；食少、便溏者，加白术、山药、茯苓健脾燥湿；脓毒不尽，咳吐脓血未愈，加鱼腥草、败酱草解毒排脓，扶正祛邪。

二、临床验案

验案举隅一

张某，男，47岁。发热、咳嗽9日。9日前，患者受凉后出现刺激性咳嗽，未予特殊处理，后咳嗽逐渐加重，伴畏寒、发热，体温

39 ℃,烦躁，咳黄色脓痰，精神较差，面赤，多汗，食欲可。胸部 CT 示右上叶可见一团片状实变密度区，边缘清楚，约 5.5 cm×5.8 cm×6.4 cm，其间可见不规则空洞，考虑右上叶肺脓肿。收入呼吸科治疗，予抗感染、排痰等治疗后，仍有发热，咳嗽，咳脓痰，伴汗多，胸痛，大便秘结，小便黄。舌红，苔黄腻，脉洪。

西医诊断：右肺上叶肺脓肿。

中医诊断：肺痈（成痈期）。

辨证：热毒犯肺。

治法：化瘀消痈，清热解毒。

方药：苇茎汤加减。

芦　根 30 g　　薏苡仁 30 g　　冬瓜子 15 g　　金银花 15 g

连　翘 15 g　　桃　仁 15 g　　桔　梗 10 g　　黄　芩 15 g

黄　连 5 g　　　柴　胡 30 g　　生大黄 6 g（后下）

5 剂，水煎服，日 1 剂，早晚分服。

复诊：服药 5 剂后，患者热退，咳嗽、咳痰症状减轻。上方去柴胡、大黄、黄芩、黄连。

再服 14 剂患者痊愈。

按　本案患者肺痈初期外感未进行治疗，导致表邪入里化热，热毒犯肺，瘀结成痈。故用苇茎汤加减，以化瘀消痈，清热解毒，加柴胡以加强退热功效，加三黄泻心汤以通腑泻热。患者初期接受单纯西医治疗未能取得较好的疗效，在配合中药治疗后，患者症状明显改善，说明在辨证论治的基础上采用中西医结合的方法能增强疗效，缩短病程。

验案举隅二

李某，男，50 岁。因发热、咳嗽、咳脓痰 4 日入院，CT 检查示右肺空洞改变，可见液平面。经体外引流脓液、抗感染等治疗后，体温下降，呈低热，37.5 ℃，咳嗽减轻，咳脓痰次数减少，伴盗汗、潮热，口干口渴，乏力，胸闷胁胀，腹胀，大便干结。舌红，苔薄，脉细数无力。

西医诊断：右肺脓肿。

中医诊断：肺痈（恢复期）。

辨证：热邪犯肺，气阴两虚。

治法：清热养阴，益气补肺。

方药：沙参清肺汤加减。

沙　参 15 g　　麦　冬 30 g　　生黄芪 10 g　　薏苡仁 30 g

冬瓜子 15 g　　白　及 10 g　　桔　梗 15 g　　甘　草 6 g

枳　壳 10 g

12 剂，水煎服，日 1 剂，早晚分服。

经上方 12 剂治疗后，患者发热、咳嗽、咳痰等症状消失，病愈。

按　本案患者属于肺痈恢复期，经体外引流脓液及抗感染治疗后，疾病将愈，但余邪未清，正气减弱，气阴受损，治当益气养阴、润肺清热。故以沙参清肺汤加减治疗，因有胸闷、胁胀、腹胀等气机不畅的表现，故兼加枳壳以疏导气机，使疾病向愈。

第十一节　支气管扩张症的中医辨治

支气管扩张症是肺部常见病之一，支气管及其周围肺组织因慢性炎症损伤支气管壁而致支气管扩张变形，以反复咳嗽、咳脓痰，或反复咯血为临床表现。支气管扩张症属于中医"咳嗽""肺痈""咯血"等范畴，汉代张仲景《金匮要略》云："咳而胸满，振寒，脉数，咽干不渴，时出浊唾腥臭，久久吐脓如米粥者，为肺痈。"

本病患者易反复感染，从而导致症状急性加重。在治疗上，西医多采用抗炎、化痰、止血或者手术治疗等。治疗本病时反复使用广谱抗生素易产生耐药性，甚至多重耐药菌定植，导致远期疗效，尤其是对支气管扩张症合并出血的疗效多不理想。

梁直英教授在临床工作40余年，他认为中医治疗支气管扩张症有很大的优势。支气管扩张症是慢性迁延性疾病，急性感染期，痰热瘀毒蕴结于肺，损伤肺体，又遇外因（六淫之邪）或内因（饮食、情志、劳倦），反复诱发或加重病情，以邪实为主；稳定期，则因肺体损伤，多表现为正虚邪恋，本虚标实。

一、病因病机

西医认为，先天性肺发育不良，或有支气管炎或肺炎病史（尤其是麻疹病毒肺炎、百日咳，或成人肺结核），均可导致本病发生。中医认为，支气管扩张症的病位在肺，病因包括外因和内因两方面，外因是反复感受外邪，内因是先天禀赋不足，肺气亏虚，卫外功能不足。先天禀赋不足或后天病久失养，肺气亏虚或气阴两虚，痰热瘀毒内阻于肺，肺气上逆而致咳嗽或咯血，甚则形成脓疡而成肺痈。病机以肺虚为本，痰、热、瘀、毒为标。

（一）痰

肺体受损，津液失于敷布，津聚成痰；病久者肺病及脾，脾失运化，聚湿成痰，上贮于肺，故支气管扩张症患者长期咳吐浊痰。痰量多而易咳出，是支气管扩张症的一大特征。如曾有一位男性患者，每天痰量超过 500 ml，又如曾有一位 7 岁男性患儿，可应医生要求随时咳吐几口痰，此皆咳痰量多的表现。

（二）热

痰浊阻肺，郁久化热；或因肺体损伤，邪热内侵，痰从热化，故咳吐黄稠痰。

（三）瘀

肺体损伤，久病成瘀；肺气虚不足以助血运行，气虚血瘀；痰浊阻肺，阻滞气机，气滞则血瘀。久患本病的患者出现肌肤甲错就是一个明证。

（四）毒

痰热郁结，热炽则灼伤血络，血败肉腐，故咳吐脓血腥臭痰。邪盛而损败形气者为毒，本病患者形体消瘦，亦说明热毒损伤肺体、耗伤肺气、损耗肺阴甚至全身之阴液。西医所言的化脓性细菌反复感染，每一次炎症都在进一步破坏支气管壁，导致病灶扩散，就是一种毒损肺体的表现。

（五）虚

长期大量咳吐痰液，耗气伤津，致使肺气亏虚、气阴耗伤；及至肺脾两虚，则形体消瘦；及至肺肾两虚，则动则气促。

二、辨治思路

中医治疗支气管扩张症，大致分为急性感染期和稳定期进行辨证论治。

（一）支气管扩张症急性感染期

1. 痰热壅盛，痈脓贮肺

主症：咳嗽、咳痰，量多，为黄黏痰、黄脓痰，或黄绿色脓痰，或可闻及腥臭味，放置后可分三层。

舌脉：舌红，苔黄腻，脉弦滑。

治法：清热祛痰排脓。

方药：苇茎汤加减。

苇茎 60 g，以水 2 000 ml，煮取 1 000 ml，去滓取汁；薏苡仁 30 g，冬瓜子 24 g，桃仁 9 g，以苇茎汁煮三药，煮取 500 ml，分 2 次服。

本方清肺化痰，逐瘀排脓。需要注意的是，本方中方药化痰滑痰，痰易咳出，短期反见痰量增多。

《金匮要略》治肠痈，用薏苡附子败酱散和大黄牡丹汤，孙思邈取用其中的薏苡仁、桃仁、冬瓜子，加苇茎一味，而成苇茎汤。《本经疏证》言苇茎"导痰热下流而治肺痈矣"。苇茎轻清入上焦，移治肺痈，用意明确。薏苡附子败酱散中薏苡仁剂量是败酱草的 2 倍，是附子的 5 倍。可见薏苡仁也是治痈排脓之主药之一。《本经疏证》云冬瓜子能"破溃脓血，最为肠胃脾内壅要药"。桃仁则活血祛瘀，润燥滑肠。

《成方便读》云："是以肺痈之证，皆由痰血火邪互结胸中，久而成脓所致。桃仁，甜瓜子皆润降之品，一则行其瘀，一则化其浊。苇茎退热而清上；薏苡仁除湿而下行。方虽平淡，其通瘀化痰之力，实无所遗。所以病在上焦，不欲以重浊之药重伤其下也。"

梁直英教授常于苇茎汤中加入桔梗、甘草、桑白皮、鱼腥草。

关于桔梗，《本经疏证》云："排脓散，即枳实芍药散，加桔梗、鸡子黄也；排脓汤即桔梗汤加姜枣也。排脓何必取桔梗？盖皮毛者肺之合，桔梗入肺，畅达皮毛，脓自当以出，皮毛为顺也。"又说："二方除桔梗外，无一味同，皆以排脓名，可见排脓者必以桔梗，而随病之浅深以定佐使，是桔梗者，排脓之君药。"

关于甘草，《本经疏证》在讨论王不留行散治"金疮肿"时指出，王不留行散中甘草用量独多，乃因金疮者"不异于痈疽……又必君之以甘草之甘缓解毒，泻火和中"。再如治疗肺痈之桔梗汤，甘草倍量于桔梗，可知其重要性。

关于桑白皮，泻肺火兼泻肺中水气而平喘，故泻白散用之作君药。

关于鱼腥草，鱼腥草清热解毒，消痈排脓，利尿通淋。《本草经疏》言其是"治痰热壅肺，发为肺痈吐脓血之要药"。40年前，梁直英教授治友人之弟，居农村，每日咳黄脓痰3碗，除服苇茎汤之外，嘱其每天采新鲜鱼腥草1斤，略煮熟当菜食用，坚持2个月后，黄脓痰明显减少。半年前再见其人，言其近年来不再咳吐黄痰，乃因多年来，每遇黄痰再作，按前法治之，无黄痰时间服百合固金汤调理之。

败酱草、金荞麦根、蒲公英等消痈治脓之药，可与鱼腥草合用或轮替。如见黄脓痰带腐臭气，常加用犀黄丸（西黄丸）或犀黄醒消丸，可解毒消痈，化痰散结，活血祛瘀。

2. 痰热内阻，肺之气阴虚损

支气管扩张症患者多年反复发病，必然损伤肺胃之阴津。

主症：咳声沉闷或沙哑，痰黄稠胶黏，不易咳出。口干不欲多饮，大便干结、小便短少。

舌脉：舌红，苔剥，有苔处为黄腻苔，乏津，脉细数。

治法：扶正祛邪，标本兼治。

方药：祛邪用苇茎汤加减，扶正用沙参麦冬汤加百合、山药等。

苇茎汤清肺化痰，逐瘀排脓。方中苇茎甘寒轻浮，善清肺热，《本经逢原》谓其"专于利窍，善治肺痈，吐脓血臭痰"，为君药；冬瓜子清热化痰，利湿排脓，与苇茎配合清肺涤痰排脓；薏苡仁甘淡微寒，上清肺热而排脓，下利肠胃而渗湿，与冬瓜子共为臣药；桃仁活血逐瘀，可助消痈，为佐药。苇茎汤药性平和，为治肺痈之良方。沙参麦冬汤方中沙参、麦冬、玉竹清润燥热而滋养肺胃的阴液，天花粉生津止渴，甘草泻火和中，生白扁豆健运脾胃，冬桑叶疏肺中燥热，散邪止咳。全方生津增液，清养肺胃。百合清热泄降，养阴润肺止咳。山药为补肺脾二脏之要药，《神农本草经》言其"治伤中，补虚赢，除寒热邪气，补中，益气力，长肌肉"。

（二）支气管扩张症合并出血

1. 肝火上炎型

主症：咳嗽频剧，甚至阵阵呛咳，咯血鲜红，血多而痰少，甚至纯血。咳时满脸通红，发热或不发热，眼睛有红丝，口干口苦，或有胁肋刺痛。

舌脉：舌红，苔薄黄，脉弦数。

治法：清热泄肺，清肝泻火。

方药：苇茎汤合黛蛤散加减。

青　黛 10g（包煎）　海蛤壳 15 g（先煎）　桑白皮 15 g　仙鹤草 15 g
紫珠草 15 g　　　桔　梗 10 g　　　前　胡 10 g 甘　草 5 g

苇茎汤由苇茎、桃仁、薏苡仁、冬瓜子组成。方中苇茎甘寒轻浮，善清肺热；冬瓜子清热化痰，利湿排脓，能清上彻下，肃降肺气；薏苡仁甘淡微寒，上清肺热而排脓，下利肠胃而渗湿；桃仁活血逐瘀，可助消痈。该方结构严谨，药性平和，四味药共奏清热化痰、逐瘀排脓之功。

黛蛤散由蛤粉、青黛组成。方中青黛咸寒，入肝、肺、胃经，善清肝经郁火，并且清肺热以消痰止嗽；蛤粉苦、咸、寒，入肺、胃经，清肺化痰，软坚散结。二药配伍，使肝火得降、肺热得平、痰热得化。该方清肝宁肺化痰并举，标本兼顾。

2. 阴虚火旺型

主症：久患支气管扩张症，肺肾阴伤，形体消瘦，一旦合并出血，血多痰少，血色鲜红，口干咽燥，颧红，心烦少寐，或有午后低热，盗汗；或兼耳鸣，腰膝酸软，手心多热。

舌脉：舌红，乏津，无苔，脉细数。

治法：清热泄肺，益气养阴。

方药：苇茎汤合沙参麦冬汤加减。

苇茎汤方解同 P123 "1. 肝火上炎型"。

沙参麦冬汤由沙参、麦冬、玉竹、甘草、生白扁豆、冬桑叶、天花粉组成。方中沙参、麦冬、玉竹清润燥热而滋养肺胃的阴液；天花粉生津止渴；甘草泻火和中；生白扁豆健运脾胃；冬桑叶疏肺中燥热，散邪止咳。全方生津增液，清养肺胃。

（三）支气管扩张症稳定期

中医在支气管扩张症稳定期多用补法，扶助正气，改善患者的体质，增强呼吸系统的局部防御能力，提高机体免疫力。如患者能遵从医生的指导，注意生活调理，进行适当的体育锻炼，补充营养，健康饮食，并且坚持服用中药，疗效往往显著，能达到长期控制病情的效果。

（1）肺脾气虚者，表现为神疲乏力，纳少便溏，气短，常易感冒，舌淡，脉弱。当补益肺脾，常用玉屏风散、四君子汤、补中益气汤、补虚汤、补肺汤等加减出入。

（2）气血两虚者，表现为神疲乏力，头目眩晕，脸色、唇色苍白，舌淡白，脉细弱。当补益气血，常用八珍汤、十全大补汤、人参养荣丸、归脾汤等加减出入。

（3）肺肾阴虚者，表现为口干不多饮，烦躁难眠，耳鸣，腰膝酸软，夜尿频多等。当补益肺肾，可用麦味地黄丸、沙参麦冬汤等加减出入。

中老年患者，有明确的肺结核病史而继发支气管扩张症者，可参考葛可久《十药神书》的用方，尤其是保和汤一方。保和汤原方：知母、贝母、天门冬、款冬花各三钱，天花粉、薏苡仁、杏仁、五味子各二钱，甘草、马兜铃、紫菀、百合、桔梗、阿胶、当归、地黄、紫苏、薄荷、百部各一钱五分。加生姜三片，水煎去滓，入饴糖一匙服，日三次。该方明言治久嗽肺痿。《十药神书》是治肺痨病之专书，其方药不仅专治今之浸润型肺结核，还治疗肺结核空洞形成等迁延难愈的情况和后遗症。范围广泛、严重的结核病，可能导致"萎损肺"，结核菌或可以杀灭，但"萎损了的肺"无法复原，其临床表现符合中医的久嗽肺痿，所以肺结核后继发支气管扩张症者，可以参用保和汤及其加减法：

血盛加炒蒲黄、茜草根、藕节、大蓟、小蓟、茅花、当归。

痰盛加天南星、半夏、陈皮、茯苓、枳实、枳壳。

喘甚加桑白皮、陈皮、莱菔子、葶苈子、紫苏子。

热甚加栀子、黄连、黄芩、黄柏、连翘、大黄、款冬花。

风甚加荆芥、防风、菊花、细辛、香附、旋覆花。

寒甚加人参、鹿茸、桂枝、芍药。

三、辨治要点

支气管扩张症如张仲景《金匮要略》所说："咳而胸满，振寒，脉数，咽干不渴，时出浊唾腥臭，久久吐脓如米粥者，为肺痈。"

治疗上，西医多强调支气管扩张症急性感染期的治疗，多采用抗菌、化痰、止血或者手术治疗等，而稳定期的治疗方法欠缺。

中医在缓解支气管扩张症急性感染期症状、缩短病程、降低再感染，尤其是在稳定期的顾护正气方面，有鲜明的特色和优势。

目前临床上支气管扩张症的辨证分型多分为痰热壅肺证、肝火犯肺证、肺脾气虚证、气阴两虚证。其中痰热壅肺证为支气管扩张症最常见证候。对于支气管扩张症的中医辨证分型治疗，梁直英教授强调要重视分期辨证论治，急性感染期多分为支气管扩张症合并感染和支气管扩张症合并出血。临床辨治要点以病证结合，分期论治为宜。

（一）支气管扩张症急性感染期

1. 支气管扩张症合并感染

治疗支气管扩张症合并感染，以苇茎汤为基本方，随症加减。该方化痰，排痰，使痰易咳出，邪有出路，病可向愈。支气管扩张症患者病史常十几年或数十年，迭经中西药物，体质薄弱，不堪多投苦寒药物。苇茎汤用甘凉之品，药性平和，但疗效卓著，清痰热而不耗伤气阴。痰热甚者，可合用五味消毒饮加减；气阴虚者，可伍用沙参麦冬汤加减。

2. 支气管扩张症合并出血

治疗支气管扩张症合并出血，以黛蛤散为基础方，随症加减。实火者，可合用泻白散；虚火者，配伍百合固金汤加减。

（二）支气管扩张症稳定期

支气管扩张症患者在没有合并感染，即没有咳吐大量黄脓痰和咯血时，为稳定期。稳定期的患者以虚象为主要表现。临床多表现为肺脾气虚、气血两虚、肺肾两虚，患者感染未除不宜补，宜补时直须补，且宜长期治疗，故治疗支气管扩张症稳定期，梁直英教授多采用补法以扶助正气。

四、临床验案

验案举隅一

郑某，男，40 多岁。支气管扩张症病史 10 余年。在平素咳嗽、咳痰的基础上，近日咳嗽频剧、痰量增多，日咳痰量 200～300 ml，多为黄脓痰，或黄绿色脓痰，有腥臭味。胸闷、纳呆。舌红，苔黄腻厚浊，脉滑数。

西医诊断：支气管扩张症急性感染期。

中医诊断：肺痈。

辨证：痰热蕴肺。

治法：清热解毒，化痰排脓。

方药：苇茎汤加减。

苇　茎 30 g	桃　仁 10 g	薏苡仁 30 g	冬瓜子 15 g
桔　梗 10 g	生甘草 5 g	鱼腥草 30 g	青天葵 10 g

7 剂，水煎服，日 1 剂，早晚分服。

复诊：服药 7 剂后，患者咳嗽、咳痰症状明显缓解，胃纳改善。守上方去青天葵，加枇杷叶、百部各 10 g。

继服 5 剂，病情稳定。

按　桔梗开宣肺气，化痰散结排脓，与苇茎汤合用更能化痰散结排脓，使"邪有出路"。唯独支气管扩张症合并出血时不可用桔梗，因出血时重在降气，不宜升提。方中生甘草清热解毒，且有润肺作用；青天葵、鱼腥草善清肺热，解毒散痈，为治肺痈之要药。此方治疗支气管扩张症急性感染期痰热壅盛证效果甚佳。

验案举隅二

杨某，男，60 岁。素有支气管扩张症病史，近日咳嗽频剧，甚至阵阵呛咳，咯血鲜红，血多而痰少，甚至全血。日咯血量 100～500 ml。咳时满脸通红，眼睛有红丝，口干、口苦，或有胁肋刺痛。舌红，苔薄黄，脉弦数。

西医诊断：支气管扩张症合并咯血。

中医诊断：咯血。

辨证：肝肺火炽，热伤血络。

治法：清热凉肝，清肺泻火。

方药：黛蛤散合泻白散加减。

青　黛 15 g (包煎)	仙鹤草 15 g	桑白皮 15 g	地骨皮 15 g
海蛤壳 30 g (先煎)	甘　草 5 g	紫珠草 15 g	三　七 10 g
旋覆花 15 g (包煎)	代赭石 15 g (包煎)		

7 剂，水煎服，日 1 剂，早晚分服。

复诊：服药 7 剂后，患者咯血量明显减少，无胁痛，无口干、口苦。守上方去旋覆花、代赭石。

继服 7 剂后无咯血，病情稳定。

按　黛蛤散善清肝火，凉血化痰；泻白散善清肺泻火，再配以仙鹤草等凉血止血，旋覆花、代赭石镇肝降逆，引血下行，取效显著。《缪仲淳治吐血三要法》说："宜行血不宜止血；宜补肝不宜伐肝；宜降气不宜降火。"历代医家均推崇之。肝火上炎犯肺，降火在所必用，泻白散即降火之剂。降火同时必须重视降气，故用旋覆花、代赭石、桑白皮等降肺气之药，旋覆花、代赭石兼能镇肝降逆，对肝火上炎者尤为适用。支气管扩张症咯血是本病比较严重的临床见证，临床医生必须高度重视，以防"血亡气脱"之危象发生。但不可只见血止血，以防闭门留寇，宜酌加行血止血药，如三七、蒲黄、益母草等。"宜补肝不宜伐肝"是指不要过用苦寒之剂，苦寒之剂损耗肝阴，使肝愈虚而血不藏。后期应适当考虑辅以养肝，如选用芍药甘草汤、二至丸等。

第十二节　肺栓塞的中医辨治

肺栓塞是以各种栓子阻塞肺动脉系统为主要发病原因的一组疾病，包括肺血栓栓塞症、脂肪栓塞综合征、羊水栓塞及空气栓塞等。

肺血栓栓塞症为肺栓塞常见的一种类型，是来自静脉系统或右心的血栓阻塞肺动脉或其分支所致的疾病，以肺循环和呼吸功能障碍为主要临床和病理生理特征。临床表现症状多种多样，无特异性，病情严重程度也各不相同，无症状或猝死皆可能发生。

一、病因病机

中医古籍中没有关于肺栓塞的记载，根据其常见的呼吸困难、胸痛、晕厥、咯血、烦躁不安、惊恐等临床表现，可将本病归于"胸痹""喘证""血证""厥证"等范畴。

梁直英教授遵循"异病同治，治病求本"的原则，通过多年的临床实践认识到肺栓塞为有形邪毒阻塞肺络，气血逆乱，神无滋养，故见厥逆；痹阻心脉，不通则痛，故见胸痹；瘀而化热，灼伤肺络，故见咯血；肺气上逆，故见喘促。肺栓塞的主要病因为气虚、血瘀、热毒、痰阻。气虚血行无力是有形邪毒产生的诱因，脉管闭塞、血行不通是肺栓塞的基本病理改变，而痰和瘀是其主要的病理产物及致病因素。

肺脏自病或他脏病发，均可导致心肺气血瘀阻，肺气痹阻，肺主宣降和主治节的功能削弱，影响到肺的通调布津和治节行血，从而出现津聚成痰，血滞为瘀，导致痰瘀相互为患。痰和瘀交融互结，使气道阻塞进一步加重，阻塞气道又反过来影响痰瘀。

《血证论》指出："瘀血乘肺，咳逆喘促。"《素问·痹论》云："心痹者，脉不通……暴上气而喘……"《丹溪心法·咳嗽》曰："肺胀而咳……此痰挟瘀血碍气而病。"均认为瘀血是肺系疾病的重要致病因素。

《景岳全书·痰饮》对痰进行了详细的论述，张景岳指出："治痰当知求本，则痰无不清。若但知治痰，其谬甚矣。"对此，梁直英教授归纳总结了一系列痰证治疗原则：痰因虚起者，宜扶正祛痰；痰因火动者，宜治火为先；痰因寒生者，宜温中为主；风痰宜散之，非辛温不可；湿痰宜燥之，非渗利不除；郁痰宜调肝理肺，但因"脾为生痰之源"，健脾化痰贯穿始终。若痰阻气滞，血行不畅，痰瘀交阻，则出现血瘀、痰饮、气虚、阳衰，甚至闭脱等严重危证、变证，这些危证、变证与肺栓塞导致的各种证候临床表现一致，此时则需祛痰化瘀。临床辨证之时，应按照脉管闭塞的轻重程度不同，分证论治。

二、分证论治

（一）气虚血瘀证

本证以气虚和血瘀的证候表现为辨证要点。面色淡白，身倦乏力，气少懒言，为气虚之证；气虚运血无力，血行缓慢，终致瘀阻络脉，故面色晦滞；血行瘀阻，不通则痛，故疼痛如刺，拒按不移；气虚者多见舌淡，血瘀者多见舌紫暗，沉脉主里，涩脉主瘀，此为气虚血瘀证的常见舌脉。本证以气虚为本，血瘀为标，即王清任所谓"因虚致瘀"。治疗当以补气为主，活血通络为辅，方用补阳还五汤加减。方中重用生黄芪补益元气，意在气畅则血行，瘀去络通，为君药；当归尾活血通络而不伤血，为臣药；赤芍、川芎、桃仁、红花协同当归尾活血祛瘀，地龙通经活络，力专善走，周行全身，以行药力，与赤芍、川芎、桃仁、红花共为佐药。

（二）正虚阳脱证

本证为肺栓塞之急重症，痰瘀邪毒急剧阻塞脉管，脉管闭塞，心脑失养，阴阳不相顺接，临床主要表现为昏迷、晕厥、低血压，大汗淋漓、肢端凉、胸闷、皮肤色黑，活动气促、下肢水肿，手撒遗尿，舌暗淡、腻苔、薄苔、白苔，脉细、脉沉或脉微欲绝等。本证的辨证要点为辨轻重缓急，治疗应以回阳救逆、豁痰祛瘀为大法，方用四逆汤加减。方中附子为回阳救逆温阳之要药，久煎可去毒存性；黄芪补气养血，为补气之要药；地龙、水蛭为虫类药，活血破瘀力强而长于通经络；茯苓健脾利水。诸药合用，共奏益气温阳、活血利水之功。本方在辨证基础上可适当加减，结合抗凝治疗可明显、快速地缓解肺栓塞临床症状，减少不良反应的发生，值得推广应用。

（三）气滞血瘀证

本证表现为喘而胸满闷塞，甚则胸盈仰息，咳嗽，痰多、黏腻色白、咳吐不利，胸部闷痛，甚至胸痛彻背，喘息咳唾、短气。舌苔白腻，脉沉弦或紧。气滞血瘀，心脉痹阻，胸中阳气不振，肺失治节，津液不得输布，津停痰聚，痰气交阻，故胸部闷痛，甚则胸痛彻背；痰阻气滞，肺失宣降，则见喘息、咳唾；阳虚痰凝气滞，故见舌苔白腻，脉沉弦或紧。本证病机为气滞血瘀，胸阳不振。治以通阳散结，行气祛痰，方用瓜蒌薤白白酒汤加减。方中瓜蒌为君，理气宽胸，涤痰散结，该药擅长利气散结以宽胸，并可稀释软化稠痰以通胸膈痹塞。薤白为臣，通阳散结，行气止痛，因本品辛散苦降，温通滑利，善散阴寒之凝滞，行胸阳之壅结，故为治胸痹之要药。瓜蒌配伍薤白，既祛痰结，又通阳气，相辅相成，为治疗胸痹的常用对药。佐以白酒，辛散温通，行气活血，既轻扬上行而助药势，又可加强薤白行气通阳之力。

中医防治肺栓塞强调以行气活血为大法，注重益气温阳，顾护正气。在西医常规抗凝、溶栓治疗的基础上，配合使用活血化瘀、温阳祛痰、利水的中药，中西医结合防治肺栓塞，相比单纯的西医防治方法，更能有效地降低发病率，缩短病程，减少溶栓、抗凝药物的不良反应，提高治愈率。

三、临床验案

验案举隅

侯某，男，48 岁。因咳嗽、咯血丝、气促 20 日，晕厥 1 次就诊。患者 20 日前感冒后出现晕厥，于当地医院就诊，临床表现为咳嗽，咯血丝，胸痛，气促，伴有唇甲青紫，精神倦困，形寒肢冷，食欲不振。舌体胖大、边有齿痕，舌紫暗，苔白腻，脉沉细。入院查 D-二聚体：8 428 μg/L。CT 肺动脉造影（CTPA）示左右肺动脉干及叶段多发后基底段肺梗死，左侧为甚，肺动脉高压。

西医诊断：急性肺栓塞。

中医诊断：厥证。

辨证：气虚血瘀。

治法：补气活血，祛瘀通络。

方药：补阳还五汤加减。

黄　芪 30 g	当归尾 15 g	牛　膝 15 g	柴　胡 10 g
桔　梗 10 g	赤　芍 10 g	生地黄 10 g	川　芎 10 g
地　龙 10 g	红　花 15 g	桃　仁 15 g	茯　苓 20 g
香　附 10 g	五指毛桃 20 g		

10 剂，水煎服，日 1 剂，早晚分服。

复诊：服药 10 剂后，患者症状好转，再配合口服华法林 2.5 mg，每日 1 次，监测国际标准化比值（INR）均维持在 2~3，复查肺动脉 CT 示双肺栓塞病灶较前减少。

出院后再用原方加减调治月余，患者临床症状基本缓解，半年后随访，未见复发。

按 对于肺脏而言，中医特别强调肺主气、朝百脉、主治节的生理功能。肺主气，不仅主呼吸之气，还主一身之气，对全身的气机调节具有重要作用，能够灌注心脉以助心行血。肺气充沛，气机调畅，则血运正常；肺气虚弱，不能助心行血，则血脉运行不畅，甚至血脉瘀滞。在肺气虚的情况下，单纯化瘀是难以奏效的。之所以注重补肺气，是要强调肺气的推动作用，使之运行顺畅，再加上适当的活血化瘀之品，才能起到较好的作用。然人参、黄芪均为补肺之品，为何偏爱黄芪？原因有三。其一，《医学衷中参西录》说黄芪"能补气，兼能升气"，《医学启源》说人参"善治短气，非升麻为引用不能补上升之气"，可见二者最重要的区别就在于黄芪可"升气"，黄芪除有补肺气的功效外，还可辅助肺气宣发，提壶揭盖，以升为降，恢复因气虚所致的升降失司。其二，因肺主皮毛，久病肺疾者，往往肺气虚而卫外不固，选用黄芪是因其能益卫固表。其三，黄芪、党参相配，二药均入脾、肺二经，除同补肺气之外，还能甘温补中，促健运，以利气血生化之源，防止痰液生成。正如《施今墨对药》所说："党参偏于阴而补中，黄芪偏于阳而实表。二药相合，一里一表，一阴一阳，相互为用，其功益彰，共奏扶正补气之功。"

第十三节　肺癌的中医辨治

多年来，呼吸科收治的一部分老年患者是入院后才确诊肺癌，家属要求中医治疗，故笔者积累了一些中医辨治肺癌的经验，梁直英教授与笔者共学讨论，收获一些心得，不揣浅陋，谨呈管见。

中医认为，肺癌是由于正气虚弱，邪毒内侵，脏腑功能失调，蓄毒不流，凝滞于肺而导致的。肺癌以咳嗽、咯血、胸痛、发热、气急为主要临床表现。

一、病因病机

（一）先天因素

肺癌的发病，主要是正气先虚，邪毒乘虚而入，由于邪毒的干扰，肺气膹郁，宣降失司，气机不畅。气滞而致血瘀，瘀血阻塞络脉，津液输布不利，壅结为痰，痰与瘀交阻，日久发展为肺癌，此为因虚致实。虚为病之本，实为病之标；虚是全身性的，实为局部性的。

（二）外邪侵袭

肺主皮毛，开窍于鼻，五脏之中唯独肺与外界相通，外邪侵袭，首先犯肺，加之空气污染，或长年吸烟者，烟毒直犯肺内，导致近年来肺癌的发病率居高不下。

（三）饮食不节

脾为生痰之源，肺为贮痰之器。饮食不节，脾胃受损，所生之痰阻塞肺络，经久不愈，与邪火熬灼，痰凝毒聚，肿块逐渐形成。

（四）情志因素

百病皆生于气，情志所伤，肝郁气滞者肺气痹阻，肝气横逆者肺气上逆。气机不畅，痰、瘀、毒易凝聚结块。

（五）年老体虚、久病

年老体衰，或长期患有慢性肺部疾病，肺气耗损而成不足；或劳累过度，肺气、肺阴亏损，均可导致肺癌。邪之所犯，其气必虚，故肺癌患者以老年、久病者居多。

二、治疗原则

肺癌是全身性疾病的局部反映，抗癌不能只治癌，还要破坏人体为恶性肿瘤提供生长和转移的环境。整体的辨证论治是治癌的基础和前提，固护胃气必须贯彻治癌的全过程，"有胃气则生，无胃气则死"。癌证晚期多为阴寒证，以温阳散寒为法才能切中病机。

梁直英教授认为目前治疗肺癌有"王道"与"霸道"之区别。所谓"王道"，就是以补虚扶正为主，以药性平和之品对人体的气血阴阳进行调治；所谓霸道，就是以局部肿块为目标，以药性峻猛之品以毒攻毒，长于攻逐。只行"王道"，有姑息养奸之虞；只行"霸道"，有大伤元气、癌体与人体两败俱伤之弊。所以前贤何任教授将此提炼为治癌 12 字法则——不断扶正，适时祛邪，随症治之。时刻谨记，扶正是第一位的，占主导地位。

三、辨治思路

明代李中梓《医宗必读·积聚》云："积之成也，正气不足，而后邪气踞之。"例如，长期吸烟者，烟毒辛热，长期熏肺则灼伤津液，阴液内耗致肺阴不足，肺虚气弱，从而邪毒留滞，致气机不畅，津液不布，聚津为痰，痰阻气滞，血行瘀滞，痰瘀交阻，日久形成积块。《素问·阴阳应象大论》云："故积阳为天，积阴为地。阴静阳躁，阳生阴长，阳杀阴藏。阳化气，阴成形。"《灵枢·百病始生》云："积之始生，得寒乃生，厥乃成积也。"这两句说明人体阳气受损，津液不得布散，聚液生痰，同时肺中阳气被遏，日渐耗伤，肺气失养，不得布津，饮邪留伏，日久伤肾，导致肺肾阳虚，出现神疲体倦、畏寒肢冷、自汗恶风、颜面虚浮等症。因此，肺癌虽然病位在肺，但其发病与脾、肾也关系密切，病性属本虚标实，即肺、脾、肾三脏虚损为本，气滞、血瘀、痰凝、毒聚为标。

临床辨治思路为首辨虚实、分期论治、重视气机、顾护脾胃。本虚以气阴两虚、脾肾阳虚为主；标实多见气滞血瘀、痰瘀互结、邪毒郁热。

四、辨治要点

（一）扶正祛邪

治疗肺癌应谨守病机、扶正祛邪。治疗时须首辨虚实。肺主气，喜润恶燥，肺气阴两虚、痰瘀阻滞为本病的病机特点，故气阴两虚是肺癌正虚的关键，临床上常表现为咳嗽少痰、咽干口燥、舌红少苔、脉细弱等气阴不足之象。

（二）分期诊治

早期肺癌治疗以祛邪为主，晚期肺癌治疗以扶正为先。对于放化疗后的肺癌患者应兼顾情志因素，遣方用药当佐以理气开郁之品。

（三）重视气机

肺主宣发肃降，以通降为顺，与大肠相表里。肺气不降则易导致大肠传导功能失常，腑气不通，出现便秘的表现，故临证必问患者大便是否顺畅。梁直英教授常佐用杏仁、瓜蒌仁、火麻仁、冬瓜子等润肠通便之品，扶正祛邪，以通为用。

（四）顾护脾胃

脾胃为后天之本、生痰之源，顾护脾胃应贯穿肺癌治疗的始终。

五、临床验案

验案举隅

张某，男，62岁。患者发现肺癌1年。反复咳嗽、咳痰，痰白黏带血，气喘，胃纳差，消瘦。CT检查示左下肺肿瘤。穿刺病理检查示中分化腺癌。3次化疗后出现头晕、乏力、胃口下降、便秘、面色萎黄。现舌淡暗，苔白有裂纹，脉沉弦细。

西医诊断：左下肺中分化腺癌。

中医诊断：肺癌。

辨证：肺脾两虚，痰瘀阻肺。

治法：补益肺脾，化痰祛瘀。

方药：陈夏六君汤合血府逐瘀汤加减。

党　参15 g　　白　术15 g　　茯　苓15 g　　甘　草6 g

陈　皮5 g　　法半夏15 g　　当归尾10 g　　桔　梗10 g

桃　仁10 g　　红　花10 g　　柴　胡15 g　　枳　壳15 g

赤　芍10 g　　川　芎10 g　　全　蝎10 g　　生地黄15 g

7剂，水煎服，日1剂，早晚分服。

复诊： 排便通畅，胃纳差、乏力改善。

继续服用10剂后，患者咳嗽、咳痰明显减少。后随症用药，坚持补益肺脾，扶正固本，半年后随诊，病情稳定。

按　梁直英教授临证治癌，善用"王道"，主张用药性平和之品，以补虚扶正为主，调治人体气血阴阳，同时重视顾护脾胃，辅以健脾化痰。梁直英教授喜用陈夏六君子汤加减治疗肺癌，强调治癌12字法则——不断扶正，适时祛邪，随症治之。本案患者气虚痰凝血瘀，予陈夏六君子汤合血府逐瘀汤，加全蝎活血祛瘀，通络散结，生地黄顾护阴液，润肠通便，全方共奏益气化痰、祛瘀散结之功效。

第十四节　特发性肺间质纤维化的中医辨治

特发性肺间质纤维化，是一种病因不明的、以弥漫性肺泡炎和肺泡结构紊乱导致肺间质纤维化为特征的疾病。临床上多表现为进行性呼吸困难，伴有刺激性干咳，双肺可闻及爆裂音（Velcro 啰音），常有杵状指（趾）。胸部 X 线片在早、中、晚期分别表现为毛玻璃状、网织状、囊状等不同改变。肺功能表现为限制性通气功能障碍，其病理表现为普通型间质性肺炎。

本病根据其临床表现，属于中医"肺痿"范畴。肺痿病名，最早见于张仲景的《金匮要略》，该书将肺痿列为专篇，对肺痿的主症、病因、病机、辨证均做了较为系统的介绍，如《金匮要略·肺痿肺痈咳嗽上气病脉证并治第七》云："寸口脉数，其人咳，口中反有浊唾涎沫者何？师曰：为肺痿之病。"唐代孙思邈《备急千金要方·肺痿门》将肺痿分为热在上焦及肺中虚冷两类，认为"肺痿虽有寒热之分，从无实热之例"，并提出虚寒肺痿可用生姜甘草汤、甘草汤，虚热肺痿可用炙甘草汤、麦门冬汤等。此后历代医家均认识到肺痿是多种肺系疾病的慢性转归。清代沈金鳌《杂病源流犀烛·肺病源流》进一步对肺痿的用药宜忌等进行了补充，他说："其症之发，必寒热往来，自汗，气急，烦闷多唾，或带红线脓血，宜急治之……切忌升散辛燥温热……大约此症总以养肺、养气、养血、清金、降火为主。"

一、病因病机

本病病因主要分为三个方面：外邪袭肺，致肺气受损；或先天不足，禀赋薄弱，正气亏损；或病久耗伤气津，肺叶萎弱，肺宣降失司，痰浊内生，气血循行受阻致气滞血瘀，脉络失通，痰瘀互结，甚则久病气损及阴，阴损及阳，致气阴两虚、脾肾阳虚、阴阳俱损。

本病病位在肺，且与脾、肾关系密切；病性属本虚标实，肺、脾、肾气阴亏虚为本虚，外邪、痰浊、瘀血、热毒为标实，二者互相影响。病势初期在肺，以邪实为主；中期病及脾、肾，本虚、标实并见；晚期累及于心，五脏阴阳俱损，转为喘脱、虚劳重症。

二、辨治思路

梁直英教授认为，肺间质纤维化属于疑难病证，病情一般较重，病机复杂，但是总不外本虚标实两个方面，本虚与标实互为因果，形成因虚致实，因实致虚，虚者更虚，实者更实。

本病在不同病期其病机特点各有不同。病程早期以肺燥津伤、肺脾气虚多见，治以养肺润燥、健脾化痰；中期多肺肾阴虚、痰热瘀阻或气阴两虚、痰瘀阻络，前者治以养阴清热、化痰活血，后者治以补益肺肾、化痰通络；晚期多见脾肾阳虚、痰瘀水停，治以温补脾肾、化瘀行水。各期又可由外感诱发，可见风寒袭肺及燥热伤肺的外感证候，治疗辅以宣肺解表之法。

本病病程长，反复发作，迁延难愈。根据病机，视其痰浊、瘀血、火热或有无外感，随症治之。

本病后期，肺泡内氧气与二氧化碳之交换严重障碍，常危及生命，因此应争取在疾病早期终止或逆转其病理进展，目前中医治疗本病尚未有十足把握，建议中西医结合施治为妥。

三、辨治要点

(一) 辨病位

本病病位初起一般在肺，随疾病发展可累及脾、肾，至晚期可殃及心。单纯以干咳或咳吐涎沫为主症者，病在肺；若渐见动则喘促、腰膝酸软、耳鸣者，病在肺、肾；兼见乏力懒言、肢倦、腹胀便溏、纳呆消瘦者，病在肺、脾。

(二) 辨虚实寒热

本病病性总属于虚，即使有实邪，也是本虚标实。虚证应该辨虚热、虚寒。虚热证可见火逆上气，常伴咳逆喘息；虚寒证为肺中虚冷，上不制下，可见小便频数或遗尿。虚热肺痿，久则阴损及阳，可见气阴两虚，出现寒热夹杂。一旦发病，不管是虚热还是虚寒，均可因气虚或津亏导致瘀血、痰浊，如咳吐浊唾涎沫，胸闷气短，唇甲青紫，即为瘀血。咳吐浊唾涎沫，色白黏腻或呈泡沫状，即为痰浊。

(三) 辨标本缓急

特发性肺间质纤维化在病程的不同阶段有不同的特点。中医辨证较为复杂。早期以实证为主，随病情发展，渐伤及气阴或阴阳俱损。但是无论早期或晚期，病证多有兼夹，虚实并现，本虚标实。

梁直英教授认为，本病往往难以做到早期治疗，故一旦诊断为特发性肺间质纤维化，则应该对其难治性有充分的评估。本病治疗颇为棘手，短期内难以奏效，故医生和患者应保持足够的耐心，切不可急功近利，应循循调理。基于对本病病因、病机的认识，治疗上应该首重生津润肺。久病多痰瘀互结，治以化痰祛瘀，夹火热证者宜清散火热，夹虚寒证者宜温肺散寒。

四、分证论治

（一）燥热伤肺

主症：干咳无痰，或痰少而黏结，不易咳出，时轻时重，亦可见痰中带血丝，咳甚胸痛，鼻燥，咽干，口干，有时伴有寒热。

舌脉：舌尖红、少津，苔少或薄黄，脉细略数。

治法：轻宣温燥，润肺止咳。

方药：桑杏汤加减。

方中桑叶、淡豆豉宣肺散邪；杏仁宣肺利气，润肺止咳；沙参、梨皮养阴润肺；浙贝母止咳化痰；山栀子清泻胸膈之热。诸药合用，共奏轻宣温燥、润肺止咳之功。

燥热明显者，加知母、石膏、麦冬；津伤严重者，加麦冬、玉竹、百合；头痛发热者，加薄荷、连翘、蔓荆子；痰中带血丝者，加白茅根、荷叶；咽痛明显者，加玄参、马勃。

（二）痰浊阻肺

主症：咳喘，痰多、色白黏腻或呈泡沫状，咳痰不爽，胸中满闷，恶心纳呆，口黏无味。

舌脉：舌偏淡，苔薄腻或浊腻，脉濡滑。

治法：健脾燥湿，降气平喘。

方药：二陈汤合三子养亲汤加减。

二陈汤方中半夏辛温，性燥，燥湿化痰且可和胃；橘红行气消痰；茯苓健脾渗湿；生姜降逆化饮；乌梅收敛肺气，配伍半夏，一收一散，相反相成；甘草调和诸药，兼润肺和中。三子养亲汤方中紫苏子降气化痰，止咳平喘；莱菔子行气祛痰，消食导滞；白芥子温肺利气。两方合用，共奏健脾燥湿、降气平喘止咳之功。

寒象明显者，加细辛、干姜；表寒内饮者，可用小青龙汤；有热化之象者，加芦根、黄芩；阴伤导致痰量减少者，去苦寒之味，加沙参、麦冬；痰多黏腻、咳痰不爽者，加冬瓜子、海蛤壳、海浮石；腹胀、纳呆、食少者，加鸡内金、麦芽、神曲、莱菔子。

（三）痰热壅肺

主症：喘咳气逆，胸部胀痛，痰多、黏稠色黄，咳吐不利，或夹血丝，伴有胸中烦热，身热汗出，口渴、面红、咽干、尿赤、便秘。

舌脉：舌红，苔黄或腻，脉滑数。

治法：清热化痰，宣肺平喘。

方药：麻杏石甘汤合苇茎汤加减。

麻杏石甘汤方中麻黄与杏仁相配，可宣肺平喘；麻黄与石膏配伍，能发散郁热；甘草、杏仁止咳平喘。苇茎汤方中苇茎、冬瓜子、薏苡仁可清痰热，活血化瘀。两方合用，可清热化痰，宣肺平喘兼以活血。

里热重者，加黄芩、桑白皮；喘甚痰多者，加射干、葶苈子、海蛤壳；便秘腹胀、身热不解者，加莱菔子、瓜蒌仁、大黄。

（四）肺阴亏虚

主症：咳嗽、咳吐涎沫浊唾，其质较黏稠，或咳痰带血丝，咳声不扬，气急喘促，口干咽燥，形体消瘦，午后潮热，皮毛干枯。

舌脉：舌红而干，苔白、中间剥苔，脉虚细数。

治法：滋阴清热，润肺生津。

方药：麦门冬汤加减。

方中麦冬滋阴润肺；人参益气生津；甘草、大枣、粳米补脾益胃，使中气健运，则津液得以上输于肺；半夏降逆止咳化痰，与麦冬相配，减半夏温燥之性，又使麦冬滋而不腻。诸药合用，滋阴清热，润肺生津。

虚烦、呛咳、呕逆者，为火盛之象，去大枣，加竹茹、竹叶；咳吐浊唾黏痰、口干欲饮者，加天花粉、知母、川贝母；津伤严重者，加沙参、玉竹；潮热者，加银柴胡、地骨皮；虚热肺痿之平稳期，可常服清肺膏或琼玉膏，以资调理；喘息明显者，酌加牛膝、山茱萸、五味子。

（五）肺脾气虚

主症：喘促短气、乏力，自汗恶风，咳嗽痰多、色白清稀，口淡不渴，面色苍白，神疲乏力，纳呆便溏，食后腹胀不舒，或食后即便，或有大便不尽感，身材瘦削。

舌脉：舌淡，苔白，脉细弱。

治法：健脾益气，补土生金。

方药：补中益气汤加减。

方中人参、黄芪、炙甘草补益肺气；升麻、柴胡升举阳气；白术健脾；当归活血；陈皮理气。诸药合用，肺脾同调，气血兼顾，共奏健脾益气、补土生金之功。

咳痰稀薄、形寒、口不渴者，加干姜；大便溏薄者，加茯苓、山药、薏苡仁；喘息短气症状严重者，加钟乳石、紫河车、五味子，并可配合吞服蛤蚧粉。

（六）脾肾阳虚

主症：咳喘日久，胸中满闷，呼多吸少，动则加剧，纳呆腹胀，四肢不温，甚者颜面、下肢水肿，冷汗多，畏寒神怯，大便溏薄，小便清长。

舌脉：舌淡胖，苔薄白，脉沉细无力。

治法：补益脾肾，纳气平喘。

方药：金匮肾气丸加减。

方中熟地黄滋补肾水；泽泻宣泄肾浊以清之；山茱萸有温涩之力，清泻以佐之；山药为健脾补肾之品；茯苓淡渗脾湿以和之。此六味药寓泻于补，补肾而利开合，合桂枝、附子温阳之力，以纳气归原。诸药共奏补益脾肾、纳气平喘之功。

咳喘明显、肺气上逆、胸中满闷者，加三子养亲汤；痰多清稀者，加薏苡仁、半夏；呼多吸少、动则气喘者，加紫河车、蛤蚧、胡桃仁；脾肾阳虚、小便不利、四肢沉重疼痛者，可选用真武汤加减；阳虚水泛、胸腹胀满、下半身肿者，可选用实脾饮加减；咳痰带血、胸闷胸痛、短气、皮毛干枯、骨蒸消瘦、唇甲甚或颜面紫暗、指（趾）呈杵状且舌暗红有瘀斑瘀点、脉虚数按之涩者，可选用血府逐瘀汤加减。